The Principle of Hospital
Organization Management
for High Performance

성과 향상을 위한
병원조직관리의 기본

지은이 안 상 윤

비즈프레스

제목 : 성과 향상을 위한 병원조직관리의 기본

제1판1쇄 인쇄 : 2016년 11월 1일
제1판1쇄 발행 : 2016년 11월 5일

지은이 : 안상윤
펴낸이 : 추일재
펴낸 곳 : 비즈프레스
디자인 : 박미옥
마케팅 : 윤덕균

주소 : 서울시 강동구 천호동 359-23
전화번호 : (02) 309-5356
출판등록 : 제324-2006-0044호
이메일 : bizpress@hanmail.net
인쇄 : 현대인쇄소
제본 : 화신제본소

ISBN : 979-11-86331-21-7 (03320)

머리말

이 책을 쓰게 된 강력한 동기가 있다. 약 3년 전쯤에 전국 대학병원 기획담당자 모임으로부터 '조직의 구조와 관리'를 주제로 한 교육을 부탁받은 것이 바로 그것이다. 그때 교육준비를 하면서 조직이란 마치 사람의 몸처럼 중요하여 늘 세심한 관리가 필요한데도 병원 업계에서는 이에 대한 연구가 잘 이뤄지지 않고 있는 것을 아쉽게 생각했다. 그 아이디어가 이제야 실현이 된 셈이다. 부디 병원 관리자들이나 구성원들이 이 책을 통하여 자신이 몸담고 있는 조직에 대한 이해를 높이고 성과향상을 위한 관리적·직무적 행동을 강화할 수 있는 계기가 되기를 기대한다.

조직의 구조화와 관리는 너무 광범위하고 어려운 연구 분야이기도 하지만 돈이 안 되기 때문에 등한시되는 측면이 크다. 실제로 환자진료 시스템이나 진료기술 분야 발전을 위해서는 많은 투자가 이루어지고 있지만, 그 하드웨어격인 조직의 구조화와 관리 분야에 대한 관심은 현저히 떨어진다. 문제는 그 결과 소프트웨어분야의 발전도 제약을 받는다는 점이다. 병원 조직의 구조화와 관리가 향상될수록 진료 분야에 대한 투자가 더 큰 성과와 연결될 수 있을 것이다.

조직에 대해 연구하는 이유는 당연히 건강한 조직을 만들어서 높은 성과를 달성하기 위함이다. 아래 그림에서 보는 것처럼 조직의 구조화와 관리는 직원 개인이나 집단의 행동에 영향을 미치고 그것은 성과로 연결된다. 조직의 목표는 성과를 높여 생존을 보장받는 것이고 성과를 달성하는 주체는 개인의 직무행동이다. 환자들은 확실히 차별화된 뛰어난 진료기술과 친절한 진료행동에 감동해야 그 병원을 다시 찾는다. 그 반대라면, 다음번에는 당연히 다른 병원으로 옮겨가려고 할 것이다.

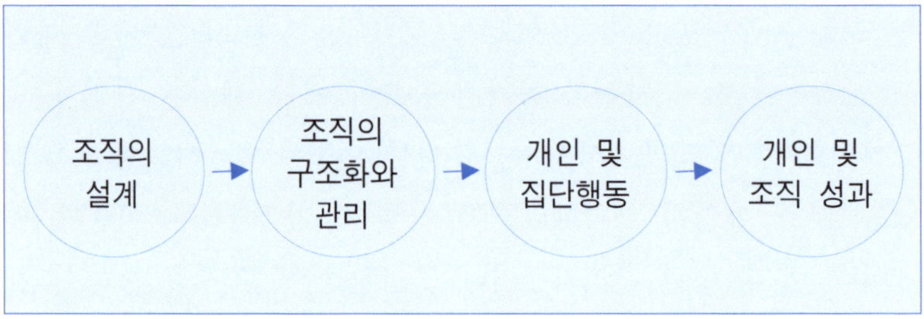

조직을 사람에 비유하면 전체로서의 몸과 같다. 사람의 삶을 구성하는 희노애락의 정신작용도 작은 몸 하나에서부터 시작되지 않는가. 우리는 흔히 "내 몸 하나~"라는 말을 하곤 한다. 개인과 관련된 모든 인생사가 전체로서의 몸으로부터 출발하기 때문이다. 그러나 많은 사람들이 전체로서의 몸의 구조와 기능의 중요성을 잊고 산다. 몸이란 사전적 의미로 '사람이나 동물의 형상을 이루는 전체, 또는 그것의 활동 기능이나 상태'를 말한다. 사람 몸에 대한 사전적 의미가 바로 조직에 대한 정의이다.

동서양을 막론하고 한 개인이 인생을 살아가는데 있어서 가장 기본적인 덕목은 수신(修身)이다. 수신이란 몸과 마음을 갈고 닦아 늘 바르게 하는 것을 말한다. 자기 몸 하나 관리하지 못하는 사람이 다른 일을 잘 할 수 없다는 것은 당연한 이치고 만인의 상식에 속한다. 조직의 관리자라면 자신이 몸담고 있는 조직 그 자체부터 제대로 분석하고 이해하여 더욱 건강해질 수 있는 방안을 찾아낼 수 있어야 한다. 이 책은 그와 같은 노력에 도움을 줄 수 있을 것이다.

이러한 취지에서 쓰였기 때문에 내용이 규범적일 수밖에 없다. 탐구심 높은 독자들의 넓은 이해를 구한다. 특히 필자가 참고한 자료들은 모두 인용하고자 했으나 혹시라도 누락된 것이 있다면 고의가 아니니 부디 넓은 이해를 바란다. 갈수록 어려워지는 출판계 사정에도 불구하고, 책이 출간되도록 격려하고 이끌어주신 비즈프레스 추일재 사장님께 감사를 드린다. 또한 책의 완성까지 각종 국내외 자료를 수집하고 교정 작업에 도움을 준 제자 박혜미와 김태리에게도 고마움을 전하고자 한다.

2016년 11월

지은이 안 상 윤

목차

| part 1 |

조직이란 무엇인가?

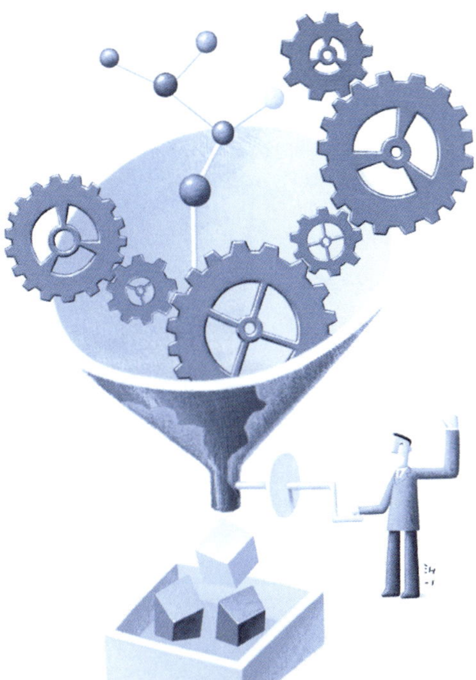

분명한 목적이 있는 상호작용 체계

조직이란 무엇인가? 병원 조직 전체의 관리를 책임지고 있는 병원장으로부터 부장, 과장, 계장, 주임 등 관리자들은 말할 것도 없고, 병원에서 일하고 있는 모든 구성원들은 이 물음에 답할 수 있어야 한다. 답을 잘 알고 있는 관리자일수록 조직을 효과적으로 관리할 수 있고, 또 조직구성원 각자는 의도적으로 조직 전체의 목적과 조화를 이루면서 일하려고 함으로써 성과를 높이는데 기여할 수 있기 때문이다. 병원 조직 역시 본래 설립 취지에 부응하는 목적-질병의 치료와 예방을 통한 소비자들의 행복-을 잘 달성하면 할수록 사회적으로 높은 평판을 얻고 또 경쟁력도 갖추게 된다. 조직의 목적이 잘 달성될 수 있는 첫 번째 조건은 부서 간, 상하 간, 구성원 간 상호작용을 통한 협력이다.

1. 서비스업에서 상호작용의 중요성

쉬운 예로 정부 조직을 보면, 어떤 부처는 국민의 높은 신뢰를 받는 반면 또 다른 조직은 불신을 받는다. 왜 그런가? 불신을 받는 조직의 구성원들은 자신이 속해 있는 조직이 요구하는 것을 정확하게 인식하지 못하고 행동하기 때문이다. 이것은 과연 누구의 책임인가? 바로 최고책임자를 비롯한 관리자의 책임이다. 이런 조직은 조직 본연의 목적을 달성하기 위해 위와 아래가 유기적으로 상호작용을 하지 못하고 있다고 할 수 있다.

가정이라는 조직을 보더라도 가족 구성원 상호 간에 유기적인 상호작용을 이루지 못하면 가정의 궁극적 목적 중에 하나인 행복을 달성하기 어렵다.

병원과 같은 서비스 조직은 내부는 물론 특히 외부와의 상호작용도 매끄럽게 잘 수행해야 한다. 소비자들과 접하여 그들과 함께 진료라는 생산활동을 수행해야하기 때문에 소비자가 없는 상태에서 생산활동을 수행하는 자동차회사와 같은 제조업체보다 훨씬 더 정교하게 내외부적으로 상호작용을 할 수 있어야 한다. 소비자들이 진료서비스 구매라는 교환과정과 결과에 대하여 만족하면 할수록 소비자들은 계속해서 그 병원에 헌신하려고 할 것이기 때문이다. 하지만, 이것은 병원의 전체 구성원들이 병원 조직에게 주어진 목적을 분명하게 인식하고 그 목적을 달성하기 위한 방향으로 상호작용을 할 때만 가능한 일이다. 반대로 각 구성원들이 개별적·폐쇄적으로 일하려고 하면 구성원 간에 원만한 상호작용은 불가능하고 그것은 조직의 목적 달성을 어렵게 만든다.

병원은 외국인환자 유치 등 외부적으로 세계에 개방적이 되고, 그에 따라 조직 내부적으로는 갈수록 수평적이 되고 있는 상황에 처해 있다. 때문에 의료서비스업 종사자들에게 상호작용을 잘 관리할 줄 아는 교육이 지속적으로 이루어져야 한다. 현대 조직구성원들이 상호작용의 원리를 잘 알고 있어야 하는 이유는 그럴수록 협동 작업을 잘 할 수 있기 때문이다. 협동이 잘 되는 조직은 상호작용과정이 모든 참여자에게 공정하게 개방되어 있고 그 결과도 공정하게 분배되는 것을 볼 수 있다. 상호작용과정이 제대로 공개되지 않거나 상호작용의 결과가 공정하게 분배되지 못하는 조직에서는 갈등이 심화된다. 병원에서 사전에 업무의 상호작용을 공개하지 않거나 매뉴얼을 만들지 않고 그때그때 의사의 일방적 주장에 따르도록 할 때 가장 많은 갈등과 좌절이 발생한다. 상호작용과정을 의사가 완전히 독점해버린(일방적 지시, 의견, 주장만이 답인 것처럼 인정되는 경우) 병원의 경우 간호사의 자살까지 불러온 경우도 있지 않은가.

2012년 이후 미국의 기업체 채용의 첫 번째 조건이 협동력이 되고 있는 점에 주목할 필요가 있다. 그러나 협동을 잘 할 수 있는 인자를 가진 인력을 선발하더라도 병원에서 상호작용을 잘 할 수 있는 과정이 공개되어 있지 않으면 협동은 이루어지기 어렵다. 오히려 개인적으로 협동의 인자가 큰 사람들은 그럴 경우 더 큰 좌절을 느껴서 전혀 성과를 달성하지 못할 가능성이 크다.

현대인이 몸담고 있는 조직은 사람으로 따지면 몸 또는 신체(身體)와 같다. 신체란 사전적 의미로 '사람이나 동물의 형상을 이루는 전체, 또는 그것의 활동 기능이나 상태'를 말한다. 사람이 자신의 몸에 대해 자세히 알고 이해하면 할수록 몸을 건강하게 관리하려는 의지는 높아지고 성과를 높이는 행동으로 나타난다. 자신의 몸 상태와 구조에 대하여 알려고 하는 마음이 깊을수록 건강을 유지하고 몸을 잘 보전하려고 애쓸 확률도 높아진다. 대부분의 사람들은 모르는 대상보다는 잘 아는 것에 대하여 더 높은 관심을 보이고 친밀하려고 애쓴다. 우리가 조직을 안다고 하는 것은 가장 먼저 조직이론에 대하여 알고 있어야 한다는 것을 말한다. 조직의 구조와 기능, 형태에 대한 체계적인 지식이 조직이론이다.

조직에 몸담고 있는 우리는 아침에 출근해서 저녁에 퇴근할 때까지의 조직생활이 우리로 하여금 자연스럽게 조직이론을 활용하도록 만들고 있다는 사실을 잊고 지낸다. 결재라인이 너무 복잡하여 일하는 것보다는 결재 때문에 높은 스트레스에 노출되고, 규정의 개정이 지연되어 고객의 불만이 계속 발생하는 등의 일을 날마다 겪으면서 일을 한다. 이처럼 조직에 몸담고 있는 모든 사람들은 성과를 달성하기 위해 내외부적으로 상호작용을 하는 과정에서 의도적으로 조직이론을 활용해야 한다는 당위의 문제에 직면하고 있다. 따라서 조직의 구조화와 관리에 대한 지식과 이해의 수준이 높으면 높을수록 상호작용 대응능력이 높아지고 그 결과 조직의 성과 달성과 경쟁력 강화에 훨씬 더 크게 기여할 수 있을 것이다.

2. 조직은 목적 달성을 위한 유기체

조직에서 일하는 사람들이 자신이 몸담고 있는 조직의 특성을 잘 알고 일을 해야 하는 가장 중요한 이유는, 조직은 기본적으로 공통의 목표 내지는 일련의 목적을 달성하기 위해 만들어진 체계이기 때문이다. 병원 조직의 경우 진료전문가인 의사나 간호전문가인 간호사가 환자를 잘 진료하고, 간호해야 한다는 의식을 갖는 것은 당연한 일이다. 하지만 조직구성원들이 자기 분야의 전문가로서 책임의식을 갖고 일하기 전에 가지고 있어야 할 의식은 조직의 목적이 무엇인지를 분명히 아는 것이다. 목적의식이 분명해야 목적과 행동이 한 방향 정열(alignment)을 이루고 그 결과 비용의 낭비를 최소화할 수 있을 것이다. 직원들이 목적의식을 분명히 가지고 행동할수록 병원은 이익이다.

예를 들어, 어떤 병원에서 조직의 목표를 〈고객만족도 95점 달성〉이라고 정했으면 병원경영자는 그것을 계속 강조하여 구성원들의 가슴속에 새겨놓도록 해야 한다. 만들어진 목표가 직원들의 가슴속에 새겨져 있지 않으면 그것은 목표가 아니고 일회성 구호에 불과하다. 반드시 가슴에 목표를 새겨 넣음으로써 목표를 달성하는 방향으로 행동도 변화시킬 수 있다. 즉, 간호사들은 "간호만 잘 하면 되지!"라고 하는 평소의 생각과 행동으로부터 "고객만족도 95점을 달성하는 방향으로 간호서비스를 제공해야지"하고 생각과 행동을 바꾸게 된다. 구성원들의 이와 같은 행동의 변화에 따라 조직은 성장 · 발전한다.

또한 조직의 목적을 분명히 아는 것만이 그 조직의 진정한 성원으로서 인정받을 수 있는 중요한 조건이라는 점을 관리자들은 놓쳐서는 안 된다. 한 가정의 구성원으로서 아버지는 그가 사회적으로 수행하는 직업에 대한 책임의식을 갖기 전에 가정이라는 조직의 목적을 잘 이해하고 있어야 한다. 그래야 그의 의식을 가정의 행복추구라는 목표에 한 방향으로 정렬한 상태에서 직장 일도 수행할 확률이 높아진다. 반대로, 그가 오직 자신의 직장 일에만 열중하고 직업적인 성공에만 몰두한다면 가정이라는 조직은 어느 사이엔가 수습이 어려울 정도로 무너져 있는 것을 발견하게 된다.

우리는 조직 구성원들이 아무리 자신의 맡은 바 책무를 열심히 수행해도 조직이 쇠퇴하고 망하는 것을 종종 목격한다. 그 첫 번째 이유는 구성원들 각자가 조직의 목적이 무엇인지를 모르거나 잊고 일하기 때문이다. 조직 관리자들은 이것이 무슨 문제와 연결되어 있는지를 잘 이해하고 있어야 한다. 개인은 누구든지 이기주의자이고 쾌락주의자라는 사실이다. 적절한 통제가 없으면 자신의 이기심을 충족시키면서 쾌락을 추구하려는 방향으로 노력을 집중한다. 때문에 조직은 이기심으로 가득 차 있는 구성원들의 복종행동을 조직 전체의 목적을 달성하는 방향으로 이끌어내기 위해 스스로를 구조화시키는 것이다. 그런데 이 원리를 모르는 많은 관리자들은 구성원들이 자신의 일에서만 성과를 달성하면 문제가 없다는 식으로 부하들을 이끌어감으로써 조직 전체가 가야할 방향에서 벗어난다.

분명히, 조직 전체의 목표가 차질 없이 달성되는 것과 각 개인이 높은 성과를 달성하는 것 사이에는 큰 차이가 있다. 예를 들어, 축구경기에서 기량이 뛰어난 한 선수가 개인기 면에서 관중들로부터 열렬한 환호를 받는다고 해서 그 팀이 반드시 승리하는 것은 아니다. 어떤 야구 선수가 한 경기에서 홈런을 2개씩이나 날린다고 해서 그 팀이 반드시 승리하는 것이 아니다. 관리자는 기본적으로 각 개인이 뛰어난 실력을 발휘하도록 관리를 해야 하는 것은 맞지만, 더 근본적으로는 개인적 기량이 팀 전체의 승리와 연결되도록 효과적인 상호작용을 이끌어낼 수 있어야 한다. 그 첫 번째 방법은 바로 모든 조직 구성원들이 그가 일하고 있는 조직의 목표를 분명히 알고, 그 목표를 달성하기 위해서는 내가 내부적으로나 외부적으로 누구와 어떻게 상호작용을 해야 하는지를 정확하게 인식하고 있는 상태에서 일을 수행하도록 하는 것이다. 다른 사람이 일하는 내용을 알고 있으면 자기 멋대로 일하기가 어렵다. 가능하면 보조를 맞추려고 애쓰는 모습을 연출하게 된다.

조직은 목적을 가지고 있다는 것을 인식했다면, 조직인으로서 한 가지 더 알고 있어야 할 것이 바로 조직은 상호작용하는 유기체라는 점이다. 조직의 목적은 거의 다 개인 혼자서는 달성할 수 없는 것들이다. 아주 작은 조직인 한 가정의 보편적인 목표인 행복추구 역시 한 사람만 잘 한다고 해서 달성되지 못한다. 모든 가족 구성원들이 “가족 전체의 행복을 위하여 어떻게 행동해야 하는가?” 하는 질문을 던지고 토론을 하고, 토론의 결과를 일상생활에서 착실하게 수행할 때 행복이라는 목표가 달성될 가능성이 높다. 가정에서도 행복이라는 목표를 달성하기 위한 상호작용과정은 분명히 공개되어야 한다. 아내와 자녀의 행복을 위해서는 아버지가 평소 술 먹는 것을 자제하고 가족들과의 대화시간을 더 늘려야 한다는 토의가 가능해야 한다. 아버지는 그가 돈을 번다고 일방적으로 밤늦게까지 술을 마시고 그 결과로써 기분이 좋아지고, 반면 나머지 가족들은 그 시간에 가슴을 졸이면서 기다려야 한다면 그것은 상호작용과정의 공정한 분배가 이루어지지 못하는 것을 뜻한다. 그 결과는 아버지 혼자만의 행복, 나머지 가족들의 불만을 의미하는 것은 아닌가. 거의 모든 권한이 의사들에게 독점되어 있는 병원 조직에서 이와 유사한 상황이 조성되어 있다고 해도 과언은 아닐 것이다.

조직의 일반적 특징

1. 시스템성

집단의 성과를 달성해야 하는 관리자나 자신의 맡은 바 개별 직무에서 성과를 높여야 하는 직원 각자가 조직을 뚜렷하게 개념화하여 인식하기 위한 기본 조건은 조직이 시스템이라는 시각을 갖는 것이다. 조직 관리에서 성과를 높이는데 필요한 관점이 시스템적 시각만이 다는 아니다. 하지만, 기본적으로 시스템적인 시각은 각 부서의 관리자들이 안정적이고 폐쇄적이고 독립적으로 일하면 그만이라는 생각을 방지해주기 때문에 중요하다. 시스템적 관점은 모든 조직 관리자들이 환경에 대한 이해와 대응 방안을 강구하도록 해주고 단기간의 성과에 매달려서 조직을 극단적으로 몰아가는 것을 제어하는데 효과가 있다. 또한 시스템적인 시각은 관리자들에게 목표를 달성하기 위한 여러 가지 대안적인 투입과 과정을 개발하고 추구할 수 있는 역량을 개발할 것을 요구한다.

[그림 1] 조직의 시스템적 모델

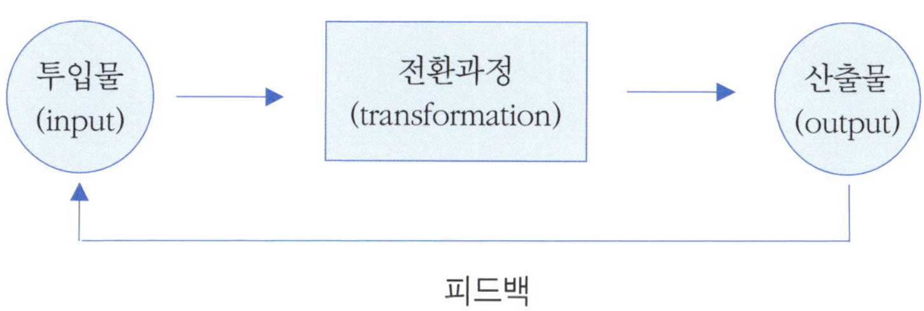

관리자들은 시스템적 시각을 어떻게 조직의 효과성을 높이는 데 활용할 것인가? [그림 1]과 같은 시스템적인 접근에서 볼 때 관리자들이 조직이나 부서를 운영하면서 해야 할 일은 매우 분명해진다. 관리자들은 투입물에 대한 계속적인 확보와 조직에서 만들어낸 산출물이 외부에 호의적으로 받아들여질 수 있도록 환경과의 관계를 우호적으로 유지해야 한다. 투입물이 산출물로 변환되는 과정에서는 능률을 높여야 하며, 높은 능률이 오르도록 하기 위해서는 내부적으로 명확한 의사소통이 가능하도록 관리해야 한다. 생산성 향상에 영향을 미치는 직원들의 직무만족도, 집단 간 갈등 수준, 의사소통의 명확성 수준 등이 측정되고 개선되도록 해야 한다.

또한 조직의 효과성을 측정하기 위해서 관리자들은 시스템 간의 상호작용 수준을 측정할 수 있어야 한다. 조직에서 성과를 측정하는 방법으로는 우선 'O(산출)/I(투입)' 이 있을 수 있는데, 이것은 일반 기업에서는 투자수익률로, 병원에서는 병상 당 치료환자의 수로 계산할 수 있다. 'T(변환)/I(투입)'은 기업에서는 재고율을, 병원에서는 의료기술에 대한 자본투자로 계산할 수 있다. 'T(변환)/O(산출)'은 기업에서는 총매출액으로, 병원에서는 치료환자의 총수로 계산할 수 있다. '⊿I(투입의 변화분)/I(투입)'은 기업에서는 운전자본의 변화로, 병원에서는 치료환자 수의 변화로 계산할 수 있다.

2. 공동의 목표

사람들은 어떤 목적을 달성하고 싶은데(자동차를 만들고 싶다거나, 질병을 고치는 일을 하고 싶다는 등) 개인의 힘만으로는 불가능하기 때문에 그것을 가능하게 할 조직을 만든다. 병원 조직은 질병을 치료하는 것을 목표로 하는 사람들이 모여서 만들어진 조직이다. 이처럼 모든 조직을 만드는 본래의 목적이 공동의 목표를 달성하기 위해서라는 점을 인식하는 것은 조직 관리의 성공을 위해서 매우 중요하다. 조직의 공동목표는 한 사람의 힘이 아닌 여러 사람이 모여 협력을 해야만 달성이 가능하기 때문이다. 이와 같은 관점에서 볼 때, 조직은 궁극적으로 어떤 특정한 공동목표를 이룩하기 위한 수단적인 성격을 갖고 있다. 사회가 병원이라는 조직의 설립을 용인하는 이유는 그것이 질병을 치료하여 국민들이 건강을 유지함으로써 국가 경제발전에 필요한 노동력을 공급하도록 해주는 훌륭한 수단이 되기기 때문이다.

3. 업무의 분업

공동의 목표를 달성하기 위해서는 구성원 각자가 맡아서 해야 할 고유한 업무를 가지고 있어야 한다. 목표의 최종적인 완성은 이들 각자의 활동결과가 합해져서 이루어진다. 조직에서 추구되는 목표는 구성원들이 자신에게 주어진 일을 이상 없이 수행함으로써 달성된다. 따라서 조직의 목표가 잘 달성되기 위해서 조직 관리자는 중복 없이 일을 나누어 할당할 수 있어야 한다. 병원이라는 조직은 크게는 분할된 과업을 수행할 진료부서, 간호부서, 진료지원부서, 행정부서 등으로 역할을 분담하고 각 부서는 다시 좀 더 세분화된 과나 팀, 계 단위의 업무로 분업화하여 해당업무를 수행한다. 그리고 결국에는 가장 작은 단위의 직무로 나누어져 각 개인에게 할당된다.

이처럼 조직에서 업무가 분화되는 이유는 조직이 고유하게 가지고 있는 목표를 달성하기가 용이하고 자원의 동원에 비하여 능률을 극대화할 수 있기 때문이다. 따라서 어떤 조직에서든지 목표달성이 용이하게 이루어지지 못하고 능률이 극대화되지 못하고 있다면 1차적으로는 조직 내 과업/기능의 분화가 잘못되어 있다고 볼 수 있다. 하지만 병원과 같이 고도로 분업화되어 있는 조직은 기본적으로 기능 간에 강력한 장벽이 존재하기 때문에 기능의 분화를 어떻게 통합하느냐에 따라 조직운영의 성공이 달려 있다는 것을 관리자들은 깊이 인식해야 한다.

4. 사람들의 집합체

조직은 기본적으로 두 사람 이상이 모여서 이루어진다. 병원이라는 조직은 운영을 위하여 건물이나 장비를 갖추고 의료서비스를 생산하고 공급하는 절차와 규칙을 마련하게 된다. 그렇지만 모든 과정에 사람이 빠져있다면 그것을 조직이라고 할 수는 없다. 건물이나 장비, 규칙 등은 조직의 목표달성을 위한 무형의 도구일 뿐이지 조직 그 자체라고는 볼 수 없다. 따라서 조직의 업무를 완수하는 사람이 진정한 주체라고 할 수 있다. 동호회나 학회와 같은 조직을 보면 건물이나 장비가 없어도 어떤 목적을 가진 사람들의 모임으로써 조직이라고 한다. 이처럼 조직은 사람이 없으면 구성될 수 없으며, 사람들의 모임이 바로 조직이라고 할 수 있다. 따라서 조직은 한번 만들어지면 생물 유기체와 같은 특성을 갖고 살아가게 된다. 그 이유는 조직을 구성한 사람들은 그 조직을 지속적으로 유지하려는 의지를 갖고 활동하기 때문이다.

또한 조직은 성장하면서 구성원을 바꾸면서까지 그의 생명력을 보전하려는 관성의 법칙을 갖게 된다. 이것은 조직이 오래도록 건강하게 생존하려면 조직의 특성에 잘 부합하면서도 조직의 목적을 누구보다도 더 잘 달성할 수 있는 능력을 갖춘 인력이 요구된다는 것을 말해준다. 이때 관리자가 유의해야 할 점은 조직을 구성하는 사람들이 조직의 특성에 부합하면 할수록 조직이 더 건강해진다는 사실이다. 글로벌 기업인 삼성은 '삼성직무적성검사(SSAT)'를 통해 사전에 삼성과 궁합이 맞지 않는 사람들에게는 삼성에 응시할 자격을 주지 않음으로써 혹시 있을지 모를 화근을 미리 제거한다. 자 보자. 여성의 입장에서 자신과 성격적 특성이나 이상, 배짱이 잘 맞지 않는 남자와 결혼하면 끝까지 행복하게 잘 살기가 어렵듯이 조직 역시 자신이 추구하고자 하는 목표나 이상에 대하여 사사건건 다른 의견을 내고 시비를 거는 구성원이 있다면 정말 곤란한 지경에 빠지지 않겠는가.

5. 권한체계

어떤 조직이든지 구성원들에게 임무를 부여하고 지시하고 조정하고 통제하는 권한과 지휘체계가 존재한다. 조직에서 일이 수행되기 위한 기본적인 조건은 누군가는 일을 지시해야 하고, 지시받은 사람은 보고를 해야 하고 결과에 대한 피드백을 받고 개선을 해나가야 한다. 조직의 삶은 이와 같은 상황의 연속이다. 지시가 잘못되든지 보고가 엉뚱하든지, 또는 적절한 피드백과 개선이 요구됨에도 불구하고 그것이 제때 이루어지지 않으면 조직은 비틀거리고 성과는 떨어진다. 따라서 권한의 황금분할이 이루어지지 않는 한 조직은 계속해서 삐걱거릴 수밖에 없다.

조직이 처음에 만들어질 때 수평적으로는 분업(기능의 분화)이 이루어지고, 다음으로 수직적으로는 계층의 분화가 생긴다. 누군가가 지시를 하면 반드시 그 지시를 받아서 수행할 사람이 있어야 한다. 지시를 내린 사람은 상위 계층에 위치하고 지시를 받는 사람은 그 하위의 계층에 위치하게 된다. 병원 조직에는 계층적으로 병원장, 부원장이 있고 그 아래로 실장, 부장, 과장, 계장 등의 계층체계를 구성한다. 이 계층에 따라서 권한의 크기가 달라진다. 계층의 위에 있는 사람은 아래 계층에 있는 사람보다 큰 권한을 갖고 있다. 분권화된 조직이든 집권화된 조직이든 모든 조직에는 일정한 권한체계가 반드시 존재한다.

이러한 권한체계는 누군가는 나서서 일을 시작해야 하는 과제를 해결하기 위해 만들어진다. 누군가는 조직의 목표달성을 위한 일이 이루어지도록 먼저 지시를 내려야 한다. 민주적 조직 속에서 이와 같은 권한체계는 합법적으로 이루어진다. 권한체계가 합법적이지 못하거나 합법을 넘어서는 순간 권한의 발휘에서 소외된 사람들은 불만에 빠지게 된다. 하지만, 합법적이라고 하더라도 일의 시작을 명령하는 사람은 그 결과에 대하여 분명한 책임을 져야 한다. 책임지지 않는 조직은 망한다. 일을 지시하는 사람은 그 결과가 어떻게 나올지를 예측할 수 있는 기술을 갖추고 있어야 한다. 그 첫 번째가 바로 그가 속한 조직 구조와 속성에 통달하는 것이다. 조직 관리자라면 누구든지 조직의 구조화와 관리에 대한 충분한 지식을 갖추고 있어야 하는 이유의 단면을 보여주지 않는가.

조직을 멍들게 만드는 결과에 대한 책임회피는 우리 사회의 많은 조직에서 발생한다. 정부 부처 책임자들이 일의 결과에 대하여 책임을 회피하는 것은 관행을 넘어 하나의 문화가 된지 오래다. 권한체계가 민주적이지 못하고 권한이 설립자나 이사회에 집중되어 있는 국내 사립학교의 비민주성은 너무 노골적이다. 예를 들어, 어느 고등학교에서 공석 중인 물리 과목 교사를 반드시 뽑아야 하는데, 이사장은 그의 이해관계에 따라 화학 교사를 한명 더 뽑아서 둘 중 누군가에게 물리를 가르치도록 하는 것을 볼 수 있다. 설립자의 이런 비민주적 권한체계와 합리적이지 못한 권한의 행사(학교의 최고책임자인 교장의 합법적 권한 행사의 제한)는 그 외의 모든 다른 사람들을 불만족하게 만들고 교육 수요자인 학생들에게 피해가 가도록 만든다. 이와 같은 조직은 권한이 속해 있는 위치를 정확히 규명하기 어렵기 때문에 의사결정에 혼란을 겪게 되고, 그 결과 조직이 장기적으로 발전할 수 있는 동력을 얻기가 어렵고 소비자들의 헌신을 이끌어내기도 어렵다. 마치 소비자인 학생들을 대상으로 사기를 치고 있는 것이나 마찬가지이기 때문이다. 설립자의 성격적 특성이 괴팍한 병원의 권한체계 운영 형태는 앞의 사립 고등학교 사례보다 더한 경우도 많다.

6. 환경과의 상호작용

모든 조직은 내외부환경의 영향을 받으며 존재한다. 환경의 영향에서 절대 벗어날 수 없고 끊임없이 영향을 받을 수밖에 없다. 그런데 환경은 끊임없이 변한다. 변화의 주요 속성은 그 속도가 빨라지고 영향을 미치는 변수가 증가하는 것이다. 조직은 이처럼 변화하는 환경과 상호작용을 잘 하고 또 환경이 요구하는 것에 잘 부응해야 건강하게 생존할 수 있다. 특히 조직은 통제하기 어려운 외부 환경에 적응하면서 살아가야 한다. 외부 환경에 대하여 적응한다는 것은, 끊임없이 변화하는 환경 속에서 어떻게 지속적으로 활동해야 할 영역을 찾아내고, 그 환경을 어떻게 다룰 것인가에 관한 것이다.

공룡이 지구상에서 사라진 것처럼 환경의 변화에 적응하지 못하는 모든 조직은 쇠퇴한다. 그래서 모든 조직 관리자들은 조직을 시스템적이라고 인식해야 한다. 조직에 대한 시스템적 인식이 관리자들에게 조직을 정태적인 것이 아니라, 늘 움직이고 있고 또 움직여야만 살 수 있는 동태적인 것으로 인식하게 해주기 때문이다. 관리자들의 조직에 대한 시스템적 인식이 강하면 강할수록 미래 환경의 변화를 끊임없이 예측하고 거기에 대응할 수 있는 준비를 해나가도록 해준다. 환경의 변화에 대하여 철저한 준비를 통한 대응-아주 높은 수준의 상호작용-을 잘 할수록 조직의 생존력은 높아진다.

이와 같은 맥락에서 관리자들은 자신이 속해 있는 병원의 외부 환경과의 상호작용을 지수를 측정하여 그 지수를 유지하거나 높여나가는데 기여할 수 있어야 한다. 예를 들어, 어떤 병원이 경쟁병원에 비하여 언론에 부정적 기사가 나오는 횟수가 월 평균 2배 더 많다면 상호작용 지수가 상대적으로 낮다는 것(1을 기준으로 한다면 0.5 수준)을 말한다. 일정한 상호작용 지수의 비율과 환자의 유치 정도의 상관관계(상호작용 지수가 1일 때 외래환자수의 평균 증가율은 30% 정도, 상호작용 지수가 0.5이면 외래환자 수 증가율은 -30% 정도)를 통계적으로 처리하고 그 결과를 토대로 조직을 관리하는 과학적이고 체계적인 능력을 발휘할 수 있어야 하는 시대가 아닌가.

조직현상은 사회적 문제 해결의 실마리

1. 조직은 왜 복종을 요구하는가?

미국의 사회학자 에치오니(Amitai Etzioni)는 각종 사회적 현상들 중에서 조직현상을 가장 중요한 것으로 보고, 사회문제의 해결을 위한 단서를 조직에서 일어나는 현상으로부터 이끌어내려는 노력을 하였다. 조직현상을 연구하면서 에치오니는 사회적 실체로서의 조직이 과연 어떻게 지탱이 되며, 사회적 질서가 그것과 어떻게 연관이 되어 있는지를 탐구했다. 의도적으로 사회적 질서를 유지하기 위한 방법이나 사회변동의 계획적 유도와 변동과정의 인위적 통제에 관한 문제들을 조직현상과 관련지어 연구한 것이다. 그는 조직을 구성하는 구성원들은 왜 그들에 대한 명령에 순응하며 정해진 행동기준에 따르는가? 하는 질문에 대한 답을 구하려고 했다. 그 답을 찾기 위한 안내자로써 발전시킨 것이 〈조직의 사회학적 분석(1961)〉이라는 책이다. 이 책은 조직 내 통제의 수단과 복종의 구조에 관한 것이 사회의 질서를 유지하기 위하여 어떻게 적용되고 있는지를 보여주고 있다.

그가 통제를 통하여 사회적 질서를 유지해야 하는 문제를 조직현상 속에서 찾으려고 시도한 이유는 공식조직 속에서 통제의 문제가 가장 핵심적으로 중요하다고 보았기 때문이다. 조직은 사회보다는 더 분명하고 명확한 목표를 지니고 있다. 그 목표를 달성해야 하는 상황으로부터 요구되는 행동기준에 부합하지 못하는 행동에 대해서는 지속적으로 평가를 하여 시정조치를 내려야 한다. 때문에 구성원의 행동통제는 불가피하고, 그것은 존엄성을 가진 개인의 지위와 관련하여 매우 조심스러우면서도 중요하게 다루어지지 않을 수 없다고 보았다.

이러한 관점에서 에치오니는 조직구조화 과정에서 복종모형을 제시하고 복종의 구조를 기준으로 조직을 분류했다. 조직을 운영하는 데는 반드시 통제가 필요하다. 통제과정에서 조직의 욕구와 구성원 개인의 욕구 사이에서 매우 극명하게 긴장이 드러난다. 개인 간에 긴장이 이처럼 극명하게 드러나는 곳은 조직 이외에는 별로 없다는 것이 에치오니의 관점이다.

그러나 조직의 욕구와 개인의 욕구가 상호지원적인 경우도 있다. 조직 전체의 수익이 증가하면 구성원에 대한 보수도 더 많이 지급하게 된다. 그 이유는 구성원들로부터 더 높은 동기를 이끌어냄으로써 더 큰 성과달성을 기대할 수 있기 때문이다. 자산이 증가하여 조직의 사회적 지위가 높아지면 구성원들의 지위도 높아진다. 이와 같은 조화가 지속된다면 통제는 거의 필요 없을지도 모른다. 하지만 조직과 개인 사이에서 이와 같은 조화가 늘 지속된다는 보장은 없다. 조직은 더 높아진 목표를 달성하기 위하여 규범에 부응하면서 성과를 달성하는 개인에게는 상을 주고, 규범을 위반하거나 성과에 미달하는 개인에게는 상을 철회하거나 벌을 줌으로써 긴장관계는 유지된다. 에치오니는 후진국이나 낙후된 조직에서는 업적과 관계없이 분배가 평등하게 이루어지는 경우가 종종 있는데 이와 같은 경우에는 조직의 통제가 비효율적이라고 주장한다.

2016년 9월 우리나라 보건의료노조를 비롯한 금융노조, 공공노조 등이 정부의 일방적 성과연봉제 도입에 반대하여 총파업을 선언했다. 이러한 노조의 저항은 성과연봉제가 도입될 경우 조직구성원들 사이에는 필연적으로 긴장관계가 조성되고, 그것은 앞으로 직장생활이 더욱 고달파질 것이라는 것을 감각적으로 인식하기 때문일 것이다. 대부분의 조직은 구성원들의 조직에 대한 복종을 이끌어내기 위해 통제하게 되는데, 만약 성과연봉제가 도입된다면 그것은 구성원들을 더 강하게 복종시킬 수 있는 수단으로 작용할 수 있다.

2. 권력구조 측면에서의 복종

이러한 복종현상은 조직 내에서 두 가지 국면을 지닌다. 하나는 복종을 이끌어내기 위한 권력구조로 구성된 국면이다. 이것은 공식적인 조직구조체제를 통하여 복종을 이끌어내기 위해 조직이 동원하는 권력에 관한 것이기 때문에 구조적인 국면이라고 할 수 있다. 그것은 조직이 원하는 방향으로 구성원의 복종을 확보하기 위해 계층을 통하여 서열을 만드는 것을 말하며, 또한 직무기술서와 구체적인 업무처리절차를 만들어 놓고 분업체계를 갖추고 있어야 한다는 것을 뜻한다. 업무처리 절차에는 반드시 상위계층 구성원의 지시에 복종하도록 되어있다. 때문에 상위계층 구성원은 하위계층의 구성원보다 직무상 더 중요한 일을 수행하거나 경험이 더 많거나 자격조건이 더 뛰어날 것이 요구된다. 이와 같은 관료적 속성에 의해 조직은 구성원들을 복종시키기 위하여 권력을 행사한다. 따라서 구조적 측면에서 볼 때 조직에 속해 있는 사람이라면 자기 마음대로 행동할 수 없다는 것을 알 수 있다. 조직이 구성원에게 요구하는 규칙, 관습, 명령, 그리고 고유한 의사소통 방법 등을 무시하고 행동한다면 조직이 유지되기 어렵다는 것을 지속적으로 계몽하고 인식시킨다.

3. 동기적 측면에서의 복종

복종의 두 번째 국면은 그 조직을 선택하여 속하기를 원하는 구성원들이 조직의 목표에 승복하고 그것에 헌신하는 정도에 관한 것으로 동기적 국면(motivational aspect)이다. 동기적 국면은 언제나 개인의 조직에 대한 헌신 정도로 표출된다. 조직에 대한 개인의 충성이 클수록 조직의 목표달성을 위해 열심히 일할 가능성이 높다. 개인의 충성도가 커지는 만큼 공식적 통제장치에 대한 필요성은 줄어든다. 병원을 비롯한 모든 조직은 구성원들로부터 반드시 복종을 이끌어내려고 하고, 그것을 달성하기 위해 통제수단을 갖는다는 것을 알 수 있다.

4. 통제의 수단들

에치오니는 구조적 국면에서부터 동기적 국면에 이르는 선상에서 세 가지의 통제수단이 존재할 수 있다고 보았다. 그것은 강압적 수단(coercive means), 규범적 수단(normative means), 경제적 수단(economic means)이다.

강압적 통제수단은 신체적 위해나 위협, 즉 물리적 수단을 통하여 복종을 이끌어내려는 것으로 이것은 결과적으로는 구성원의 소외와 굴종을 불러온다. 굴종이란 심리적으로 소외되고 조직으로부터 이탈하려는 마음을 갖게 되지만 별 수 없이 조직에 남아 복종하지 않을 수 없을 때 나타나는 반응이다. 하지만, 구성원이 굴종의 상태에 있으면 기회만 되면 이탈하고자 하며, 그동안은 어쩔 수 없이 일하려고 한다. 이와 같은 상태에서 구성원들로부터 높은 성과를 기대하기는 어렵다.

경제적 통제수단은 물질적 보상을 통하여 복종을 이끌어내려는 것이다. 이와 같은 경제적 수단에 기초를 둔 권력은 공리적 권력이다. 타산적 권력에 의한 복종은 원칙적으로 거래적인 복종을 낳는다. 거래적 복종이란 경제적으로 주어지는 보상이 적정하다고 인식되는 범위 안에서만 권력에 복종하는 것이다. 거래적 복종이 만연된 조직에서 자신의 주어진 책무 외에 발생하는 일에 대해서는 그 누구도 책임지지 않으려고 한다. 즉, 복도에 휴지가 떨어져 있을 때 그것은 청소부가 해야 할 일이라고 인식하기 때문에 그 누구도 그 휴지를 줍지 않게 된다.

규범적 통제수단은 교회나 봉사 조직에서 활용되고 있다. 애정, 인격존중, 신망, 사명 등 상징적 내지 도덕적인 가치를 통하여 복종을 이끌어내려는 것이다. 규범적, 상징적 수단에 기반을 둔 규범적 권력의 사용은 대개 구성원들로부터 도덕적 복종을 이끌어낸다. 도덕적 복종이란 조직의 목표와 자기가 하고 있는 일을 가치 있는 것이라고 생각하면서 충심으로 조직의 요구에 순응하는 태도를 말한다. 경제적 수단이 개인이 가지고 있는 이기심을 충족시킴으로써 구성원들이 복종하게 만들고, 강압적 수단이 구성원들이 복종하지 않을 수 없도록 강요하는 것과 상당히 대조되는 것을 알 수 있다.

사회학자들의 시각에서는 오늘날 우리나라 병원들이 여전히 의료적 감시와 통제의 기능을 동시에 수행하고 있는 것으로 파악된다. 건강검진, 산전관리, 구강관리 및 조기진단을 통한 치료의 권장은 물론 인간의 탄생과 죽음도 모두 의사의 관장 하에 이루어진다. 의학과 병원의 감시는 갈수록 정교해지고 또 광범위하게 이루어지고 있다고 하겠다. 이와 같은 맥락에서 볼 때 의사 집단은 병원 운영 전반에 있어서 그들이 주도적으로 통제권을 행사해야 한다는 전통적 의식에 머물러 있을 수 있다.

원초적 조직의 유형

에치오니는 이처럼 조직 구성원들을 복종하도록 만드는 수단에 따라서 조직이 형성되고 이것은 사회적 현상의 문제를 해결하는 실마리가 된다고 보았다. 즉. 사회적 현상을 질서 있게 해결하기 위해 어떤 사회에서든지 강제적인 조적, 공리적인 조직, 규범적인 조직을 건설함으로써 사회가 안고 있는 문제점을 해결할 수 있다는 것이다.

1. 강제적 조직

강제적 조직은 주된 통제의 수단이 강제이기 때문에 구성원들이 고도의 소외의식을 가지게 된다. 즉 무력이나 형벌이 무서워서, 혹은 힘이 없어서 할 수 없이 떠밀려서 국가가 국민에게 하는 것처럼 조직의 지시에 복종하는 경우이다. 이러한 대표적인 조직으로는 군대, 교도소, 감금정신병원, 강제수용소 등을 들 수 있다.

실제로 프랑스의 철학자 푸코(Michel Paul Foucault)는 병원조직에 대한 연구를 통하여 조직의 통제가 어떻게 이루어지는지를 밝혀냈다. 푸코는 의사들이 지배하는 장소로서의 병원이 다른 조직과 어떤 다른 특징을 갖는지 관심을 가졌다. 근대 유럽에서 병원은 사회적으로 일탈한 사람들을 수용하는 기관으로 인식되었다. 환자복을 입고 병원에 입원하는 사람들은 사회적인 낙오자로 인식되어 당연히 통제의 대상이 되었다. 경제력이 있는 환자들은 자신이 병원에 가는 것이 아니라 왕진의사로부터 집에서 진료를 받았고 그것이 신사의 도리라고 여겼다. 병원에서 환자복을 입고 있는 환자는 사회적으로 독립적인 신분을 가진 계층으로 대우받지 못했으며 의사의 통제에 절대적으로 복종해야 했다. 병원에 입원하는 환자는 비이성적 존재로서 사회로부터 격리되는 것이 옳으며, 병원 조직은 그 일의 일부를 담당했다. 의사들은 이와 같은 사회적 일탈자들에 대한 강력한 통제력을 발휘해야 한다고 믿었다. 이와 같은 역사는 여전히 의사들이 병원에서 군림하고 통제하는 지위에 있어야 한다는 유산(遺産)을 남겨놓았는지도 모른다.

실제로 에치오니의 후에 사회학자들은 지금도 정신병원을 사회적 질서를 유지하기 위한 중요한 통제 조직으로 파악하고 있다. 1900년대에 들어와서야 유럽에서는 '이성'과 '비이성'의 분류작업이 시작되었고 병원이 수용소라는 개념으로부터 벗어나기 시작했다. 이때 유럽에서는 '에티켓'이라는 규율이 나타나 이성을 가진 시민이 하지 말아야 할 행동들을 안내하기 시작했다. 프랑스 말인 에티켓이 의미하는 바는 ①남에게 폐를 끼치지 않는다. ②남에게 호감을 주어야 한다. ③타인을 존경한다는 세 가지 뜻을 지니고 있다. 의사를 비롯한 모든 보건의료인들이 권위를 버리고 에티켓의 내용을 잘 지킨다면 그것은 바로 살아있는 서비스가 될 것이다.

2. 공리적 조직

공리적 조직은 조직 구성원이 조직으로부터 지급되는 보상(임금, 보호, 칭찬)이 있기 때문에 그것을 바라고 조직의 행동기준에 순종하고 지시에 따르는 조직을 말한다. 주된 통제의 수단으로는 승진, 보수와 같은 유인 수단이 이용되고, 따라서 직원은 다분히 타산적인 생각으로 일을 하게 되는 경우가 많다. 대표적인 조직으로는 사기업, 경제단체, 이익단체 등이 있다. 오늘날 자본주의체제 하에 있는 대부분의 기업들뿐만 아니라 우리 사회 대부분의 병원 조직은 공리적 조직의 형태를 띠고 있다.

이러한 공리적 조직에서 구성원들이 보여주는 복종은 타산적 복종이라는 것을 관리자들은 잘 인식하고 있어야 한다. 요즘 대부분의 병원들도 성과주의 보상체계를 도입하고 있다. 이것은 결국 직원들을 더욱 타산적으로 만든다. 흔히 나이 먹은 관리자들은 요즘 젊은 직원들은 보상을 충분히 해줘도 너무 타산적이라고 평가한다. 젊은 세대를 갈수록 타산적으로 만드는 것이 바로 성과주의 보상체계라는 사실을 관리자들이 인식한다면, 관리자들은 직원들로부터 자신이 맡은 바 역할 이상을 수행하는 조직시민행동을 이끌어내기 위해서 어떤 리더십을 발휘할 것인지를 고민하지 않을 수 없다. 개인의 이해타산이 일을 하게 만드는 공리적 조직에서 직원들에게 이해타산 이상의 헌신을 바란다면 조직의 구조, 제도 및 리더십이 지금까지의 관행과는 다르게 구축되고 시행되어야 한다는 것을 알 수 있다.

3. 규범적 조직

규범적 조직의 주된 통제수단은 카리스마나 존경스런 상사의 요청, 혹은 전통·문화적으로 당연히 순응해야 된다는 생각이 저절로 드는 이유로 복종하게 되는 조직을 말한다. 따라서 규범적 조직은 지도자 개인의 영향력에 의존하는 경우가 많고 비공식적 제재가 강한 특성을 지니고 있다. 이러한 조직의 대표적인 형태로는 종교단체, 이념정당 등을 들 수 있다.

이상과 같은 조직의 유형적 분류에도 불구하고, 에치오니는 사회적 실제에 있어서 각 조직의 유형이 배타적으로 존재하는 것은 아니라고 보았다. 한 조직 안에서도 위 세 가지 유형의 통제 수단이 함께 동원되는 것을 볼 수 있다. 같은 조직 안에서도 계층에 따라서 복종의 수단을 다르게 사용하기도 한다. 공리적 조직 안에서도 상대적으로 높은 계층의 구성원들에게는 상대적으로 낮은 계층의 구성원들에 비하여 덜 소외적인 수단을 사용하는 것을 보게 된다. 부장이나 과장급에 대해서는 규범적이고 경제적 수단을 사용하지만 최하위 계층의 구성원들에게는 강압적 수단을 사용하기도 한다.

이와는 반대로 한 조직에서 주로 한 가지 통제 수단만 사용되는 경우도 있다. 즉, 노동조합 가운데는 조직의 종류에 따라 강제적 수단만 주로 쓰는 조직이 있고, 경제적 수단만 주로 쓰는 조직이 있으며, 규범적 수단만을 쓰는 조직도 있다. 에치오니의 연구는 조직 관리자들에게 구성원들로부터 복종을 이끌어내기 위해서는 어떤 통제수단을 사용해야 하는지를 알려주고 있다. 즉, 규범적 통제수단을 사용할수록 구성원들의 소외는 줄어들고, 경제적 및 강제적 통제수단을 사용할수록 소외는 커진다. 소외가 커질수록 개인들은 조직에 덜 헌신하려고 하고 언젠가는 이탈하고자 하며, 마지못해 대충 일하고자 하는 태도를 갖게 된다. 강제적 통제수단을 주로 사용하는 조직에서 많은 안전사고와 금융사고가 발생하는 것을 볼 수 있다. 통제는 쌓이면 언젠가는 터지고 그때서야 비로소 독재자는 물러나게 된다. 그동안 조직구성원들은 불행한 조직의 성원으로서 명예롭지 못한 직장생활을 할 수밖에 없다.

그렇다면 오늘날 우리 사회의 병원 조직은 사회적 상황에서 발생하는 국민의 건강유지 또는 질병 치료의 문제를 해결하기 위해 만들어진 조직으로서 경제적 수단에 의해 복종이 이루어지는 조직인가? 아니면 규범적 수단에 의해 복종이 이루어지는 규범적 조직인가?

조직 운영의 원리

조직 운영의 원리는 조직을 과학적으로 관리하려고 노력한 전문가들이나 학자들에 의해 구체화된 이론으로 오늘날까지 조직을 운영하는데 있어서 반드시 지켜야 할 기본원리로 활용되고 있다. 조직 운영의 원리란 복잡하고 거대한 조직을 합리적으로 구성하고 능률적으로 관리함으로써 조직의 목표를 달성하기 위하여 적용할 일반적이고 보편적인 원칙을 말한다. 산업혁명 이후 조직관리 현장에서 만들어지고 다듬어져서 일반적으로 제시되고 있는 조직 운영의 원리에는 5가지가 있다.

[그림 2] 조직 운영의 5대 원리

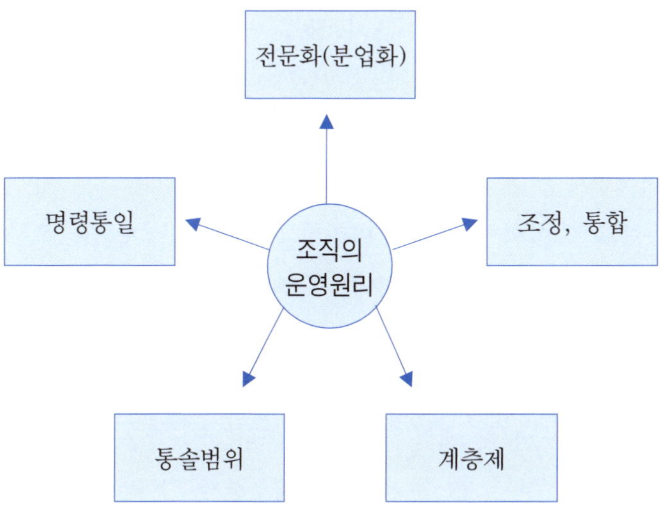

1. 분업과 전문화의 원리

조직이 정한 목표를 달성하고자 한다면 관리자가 가장 먼저 해야 할 일은 조직, 부서, 개인이 해야 할 업무를 구체적으로 확정하는 활동이다. 가급적이면 업무를 세분하여 단순화시키고, 단순화된 업무에 대하여 직무 수행자들을 전문화시키면 기본적으로 조직은 높은 생산성을 이룰 수 있다. 전자를 분업(division of labor)의 원칙, 후자를 전문화(specialization of labor)의 원칙이라고 한다. 분업의 원리는 전문화의 원리, 기능의 원리(functional principle) 등의 용어와 같은 의미로 사용하고 있다. 병원 조직은 각 부문별로 고도로 전문화되어 있는 조직으로서 당연히 병원에서 일하는 모든 인력은 자신의 일에 대하여 전문적 지식과 기술을 갖추어야 한다.

병원 조직은 갈수록 전문화가 심화되고 있다. 대표적인 전문화를 보면 내과부(部)가 소화기내과, 호흡기내과, 심장내과, 종양내과, 내분비내과, 신장내과 등으로 세분화되고 있다. 이와 같은 전문화 또는 분업의 원칙은 조직 전체의 성과를 올리기 위한 가장 보편적이면서도 기본적인 방법이다. 그러나 이와 같은 방법은 업무수행에 있어서 능률이 높아지고 시간과 경비가 절약된다는 장점이 있지만, 지나친 세분화는 직원의 업무를 너무 동질화시켜 직원의 다양한 능력 개발에 지장을 초래하거나 일을 하는데 있어서 근시안적 시각을 갖게 만들기도 한다. 또한 사람을 기계적으로 만들어 일에 대한 흥미를 잃거나 소외감을 느끼게도 만들고, 개인 간, 부서 간 할거주의(割據主義)를 불러와 조정과 통합을 어렵게 만들기도 한다. 병원은 각 진료과별로 생산성을 극대화시킬 수 있는 적절한 수준의 전문화 또는 분업하의 표준을 마련할 필요가 있다.

2. 조정과 통합의 원리

부서와 개인의 업무가 확정되고 나면 목표를 달성하기 위해 분업이나 전문화에 의해 세분화된 여러 직무활동을 전체적인 입장에서 통합할 필요가 생긴다. 통합을 이루기 위해서는 조정활동이 요구된다. 여기서 조정(coordination)이란 전문화되어 분업화된 개인이나 집단의 작업 활동을 상호 연결시키는 활동을 말한다. 조정활동을 위해서는 적절한 의사소통이 이루어져야 하고, 다른 부서나 부서 내 다른 사람의 직무활동을 이해해야 하며, 작업의 흐름 속에서 협동이 이루어지도록 해야 한다는 의식을 가져야 한다.

예를 들어, 진료를 담당하고 있는 의사들은 자신이 선호하는 약품을 구입하기를 원하지만 보험심사부서나 구매부서에는 성능이 뛰어나거나 소비자들의 요구와 일치하는 약품을 구매하기를 원할 것이다. 이렇게 되면 부서 간에 마찰이 생기게 되어 병원 전체의 목표달성에 걸림돌이 될 수 있으므로 사전 조정이 반드시 필요하다. 따라서 경영자는 각 부서의 주력분야나 업무의 중요성 등을 잘 이해하여 병원 전체의 목표달성에 기여할 수 있도록 의사 개인이나 부서의 활동을 조정하고 통합해야 한다.

또한 오늘날 대부분의 병원들이 몸집을 키우는데 힘을 기울이고 있다. 현대 조직에서 조직의 규모증대는 응집력의 저하, 업무의 복잡화, 다양화, 이질성의 심화를 가져온다. 이에 따라 전문화의 필요성은 더 증가하고 동시에 자신이 소속된 부서의 이익만을 중심으로 생각하고 행동하여 타 부서에 대해 배타적이고 비협조적인 할거주의(sectionalism)현상이 나타난다. 이러한 할거주의를 해소하기 위한 방안이 조정·통합의 원리다. 무니(J. D. Mooney)는 조정과 통합의 원리야말로 현대조직의 최고요, 제일의 원리라고 하였다. 대규모화된 병원에서 관리자는 조정과 통합을 잘 할수록 경영성과를 높일 수 있을 것이다.

3. 계층제의 원리

계층을 흔히 수직적 분화라고 하는데 이는 과업의 분업화가 상하관계를 가지고 이루어지는 것을 말한다. 즉 조직의 최고경영자로부터 일선 담당자에게 이르기까지 모든 지시와 보고의 채널이 수직계층화 되는 구조여야 한다는 원리이다. 권한과 책임의 정도에 따라 직무를 등급화시킨 피라미드 구조로써 상하계층 간에 직무상 지휘·감독관계에 서게 하는 것을 말한다. 병원의 예를 들면 상층부로부터 '병원장→부원장→부장→과장→계장' 등의 지휘감독관계를 이루는 것을 말한다.

계층제는 관료제 조직구조의 전형으로 명령일원화의 수직적 체제이며 조직의 모든 권한과 책임은 형식상 최고관리자에게 귀속된다. 조직규모의 증대, 전문화, 업무의 다양성, 구성원 수의 증가는 계층의 수를 증가시킨다. 계층의 수는 통솔범위의 원리와는 상반관계에 있다. 즉 통솔범위가 넓어지면 계층의 수는 적어지고 통솔범위가 좁아지면 계층의 수는 많아진다. 그리고 계층이 낮을수록 정형적 업무나 구체적인 운영에 중점을 둔다.

계층제의 장점으로는 업무분담 및 권한위임의 통로가 되며, 지휘 · 감독을 통한 질서와 통일성을 확보할 수 있다. 또한 의사소통이나 승진의 통로가 된다. 단점으로는 상하 간의 권력불균형은 오히려 근무의욕을 저하시키며 의사전달, 특히 상의하달이 늦거나 제약 도는 왜곡되어 정책결정이나 목표설정에 지장을 초래하기도 한다. 조직구성원들은 새로운 창의성, 문제해결, 위험부담을 수반하는 일은 하기 싫어하며 최고책임자의 결정에만 의지하려고 하는 경향이 생긴다. 따라서 조직의 경직화가 일어날 수 있고 계층 간의 불신이 가중될 수 있다.

4. 통솔 범위의 원리

통솔범위(span of control)의 원리는 상급자 한 사람이 적정수의 하급자를 통제하도록 해야 효과적으로 부서를 운영할 수 있다는 것이다. 즉 관리자는 자기에게 보고하는 하급자의 수가 지나치게 많아지면 통제와 조정이 어려워진다는 것이다. 병원은 법으로 정한 전문 인력을 채워야 하지만, 조직을 구성할 때 해당부서의 업무에서 요구되는 적정수의 인원과 경영자가 효과적으로 관리할 수 있는 하급자의 수를 면밀히 조사할 필요가 있다.

통솔의 범위가 한 사람의 상관이 몇 사람의 부하를 직접 적절하게 감독할 수 있는가를 의미한다고 할 때, 이는 한 사람의 상관이 부하들을 무제한적으로 통솔할 수 없다는 것을 말한다. 그렇다고 지나치게 적게 감독해야 한다는 것도 아니다. 그럴 경우 계층의 수가 너무 많아지고 이로 인한 부작용이나 역기능이 초래되기 때문에 적정수의 통솔범위는 조직운영상 항상 중요하다. 연구자에 따라 하위직에서는 20~30명, 상위 직에서는 3~4명을 통제할 수 있다고 하기도 하고, 쿤쯔(H.D.Koontz) 같은 학자는 상위직에서는 4~8명, 하위직에서는 8~15명이 적당하다고 하였다. 병원조직의 경우 행정관리직보다는 의료전문직의 경우가 직무의 특성 등으로 볼 때 통솔범위의 수가 적은 것은 당연하다.

5. 명령통일의 원리

명령통일의 원리란 한 사람의 업무담당자는 언제 어디서나 단일한 명령계통에 따라 바로 직속상관에게만 명령을 받고 복종해야 한다는 것을 말한다. 명령통일의 원리는 계층제의 원리에 포함되는 것으로서 조직 내 지시와 보고과정에서 발생할 수 있는 혼란을 방지하고, 이에 대한 책임의 소재를 분명히 하고자 하는데 목적이 있다. 병원조직의 계장은 자기의 직속 과장으로부터, 과장은 직속 부장으로부터 지시와 명령을 받아야 함을 의미한다. 이것은 관료제나 군대조직 등에서 엄격히 적용되는 원리이나 오늘날 조직의 분권화, 권한위임 등으로 인하여 이 원리의 중요성은 상대적으로 많이 약화되고 있는 경향을 보이고 있다.

명령통일의 원리가 주는 장점으로는 조직 구성원들은 누구에게 보고하고 누구로부터 보고를 받는가를 명시해줌으로써 지위상의 안정감을 가질 수 있다. 또한 부하로 하여금 한 사람의 상관의 명령에 복종하게 함으로써 누가 그의 통제자인지를 명확하게 할 수 있고 판단이나 행동상의 잘못에 대한 책임을 명백히

함으로써 부하에 대한 효과적 통제를 가능하게 한다. 단점으로는 긴급한 상황에서 상관이 부재할 때 신속한 업무처리가 불가능해지기도 한다. 명령통일의 원칙을 지나치게 고집하면 조직이 경직화되는데 특히 환경변화에 대하여 신속하고 융통성 있는 대응이 어려워지기도 한다.

과학적 관리의 지배

과학적 관리는 1900년대 초에 물적 자원과 인적자원의 효율적인 활용을 통하여 생산성을 획기적으로 향상시킨 관리방법으로 직무에 의한 관리가 그 핵심이다. 일본에서는 과학적 관리를 배워서 역할관리로 발전시켰다. 과학적 관리는 작업절차의 과학화, 직무간의 경계 설정, 작업공정을 획기적으로 개선하는데 기여했다. 이와 같은 과학적 관리는 시간이 흐르면서 인간의 동작과 피로, 작업의 일정계획과 통제, 간트 차트 등의 연구를 통하여 '라인-참모 조직'을 탄생시켰고, '조직 전체의 경쟁력을 높이기 위해서는 반드시 측정 가능한 목표가 명시되어야 한다.'는 관리 마인드의 발전을 가져오면서 작업 현장에서 능률을 높이는데 기여하고 있다.

1. 과학적 관리란?

최소한의 노동과 비용으로 최대의 생산효과를 확보할 수 있는 최선의 방법을 찾아내기 위한 관리이론이다. 과학적 관리론(Scientific Management)의 발전은 기업 관리의 합리화를 위해 1900년대 초부터 경영학자들에 의해 개발되어 생산성 향상에 크게 기여한 것이 사실이다. 하지만 조직의 구성원들을 기계의 부속품처럼 취급한다고 해서 기계적 인간관에 기초하고 있다는 비판을 받고 있다.

말 그대로 조직을 목표의 달성을 위한 도구나 기계 정도로 보는 관점의 연장선상에서 사람도 조직과 마찬가지로 기계적 관점의 집합으로 간주한다. 기계란 항상 동일한 방식으로 돌아가고 반복된다. 다만, 그 방식은 처음에 가장 효율적으로 장치되고 다음부터는 동일한 방식을 되풀이하기 때문에 예측이 가능하다는 장점을 갖고 있다. 이러한 사고방식은 획일적이고 기계적이라는 비판을 받기도 하지만 약간 수정된 채로 지금까지도 학계나 산업계에서 여전히 재생산되고 있다.

의료서비스도 기본적으로 '진단-처치-재활' 이라는 기계적 틀 속에서 생산되고 공급되는 것이 현실이고, 이러한 기계적 접근방식은 각자 특성이 다른 환자나 의사들의 불만을 사기도 한다. 특히 의사들의 응용적, 창의적 치료법 개발이 건강보험심사평가원의 획일적 통제 속에서 억압당하고 있다고 인식됨으로써 의사들의 극심한 반발을 사고 있다. 환자의 입장에서 무엇이 진정 환자에게 이로운 것인지에 대한 신중한 평가 없이 대립이 극한으로 치닫고 있는 것은 시스템의 낙후성을 증명하는 것은 물론이고 정부의 조정능력 부재를 보여주는 것이다.

과학적 관리론의 내용을 보면, 우선 개개의 작업을 가장 간단한 요소 동작으로 정확하게 분해하고 근로자들의 동작, 작업순서, 작업시간에 관심을 둔 시간연구와 동작연구(time and motion study)로 표준시간을 측정해냈다. 근로자는 하루의 작업량을 설정하여 소정의 목표를 초과 달성하면 생산성이 오른 만큼 보너스를 더 받고 만족한다는 것이다. 이 이론의 핵심은 과업관리의 과학화를 성취해야 한다는 것이다. 미국의 테일러(F. Taylor)에 의해 고안되었기 때문에 일명 테일러리즘(Taylorism)이라고도 한다.

2. 과학적 관리의 특징

1911년 테일러가 '과학적 관리법(The principles of scientific management)'을 출간한 이후, 포드(H.Ford)는 자동차 공장관리 방식으로 컨베이어벨트시스템을 사용한 소위 3S, 즉 간소화(simplification), 표준화(standardization), 전문화(specialization)를 실천하였는데 이는 과학적 관리의 꽃으로 불린다. 이러한 과학적 관리법의 특성을 정리하면 다음과 같다.

1) 과업관리 : 작업의 기획과 설계를 맡은 경영자와 이를 실천하는 작업자가 서로 분리되어 경영의 전문화가 이루어질 것이 요구된다.
2) 과학적 인사관리 : 작업자의 선발과 훈련의 규정이 작업에 맞게 정해지고 지켜져야 한다.
3) 성과보상 : 보상은 연공이나 학벌이 아니라 반드시 생산성이나 업적에 비례하여 주어져야 한다.
4) 감독기능의 전문화 : 감독자의 관리기능도 감독업무, 훈련업무, 품질관리업무 등 각각의 기능별로 전문화되어야 한다.
5) 노사화합 : 사용자는 노동자의 생산업적에 따라 정당한 보상을 제공하고 노동자는 사용자와의 협력을 통해 조직의 효율성을 높여야 한다.

3. 과학적 관리가 미흡한 병원 조직

테일러가 고안한 과학적 관리의 원칙은 제2의 산업혁명이라고 불릴 만큼 자본주의체제 하에 있는 전 산업계의 관리체계를 혁신하도록 인도함으로써 생산성 향상에서 수십 배의 성과를 가져오는데 기여했다. 미국에서 만들어진 과학적 관리의 원칙은 불과 2년 만에 미국 전역의 기업체로 확산된 것은 물론이고 유럽을 거쳐 일본에까지 침투하여 그들을 선진국으로 발전시키는데 견인차 역할을 했다. 오늘날 미국의 병원들이 반드시 의사 경영자가 아니라 정말 경영능력이 뛰어난 경험자들을 병원장으로 임명하는 것은 이와 같은 과학적 관리의 원칙에 근거하고 있는 것이다.

이 원칙에 비추어 우리나라의 병원들이 아직 원시적 관리과정에 머물러 있는 경우를 보면, 우선 경영의 전문화가 이루어지지 않고 있다는 점이다. 병원들이 의사가 아닌 전문경영인에 의해 관리된다면 경영의 경험이 부족한 의사들이 경영을 맡고 있는 것보다는 훨씬 더 높은 성과를 달성할 수 있다. 실제로 미국에서 의사들이 병원 조직 관리의 책임자로서는 뛰어난 능력을 발휘하기 어려운 직종으로 평가받는데 그 이유를 그들의 전문가의 배경에 두고 있다. 의사들은 환자에 대한 세밀한 분석을 통하여 최대한 빠른 시간 안에 완치라는 목적을 달성해야 하기 때문에 장기적 비전을 가지고 조직을 관리해야 하는 경영자의 기본적 자질이나 특성과는 거리가 멀다는 것이다. 따라서 우리 사회도 이제는 병원의 경영자인 병원장이 반드시 의사여야 하는가? 하는 의문에 제기되고 공론화가 이루어져야 한다.

다음으로는 보상이 반드시 성과에 따르고 있는지 의문이다. 과학적 관리에서 보상은 연공이나 학벌이 아니라 반드시 생산성이나 업적에 비례하여 주어져야 한다고 한다. 미국은 이 원칙이

100% 지켜지고 있는 나라이다. 하지만 우리나라는 직종별로 보상의 범위가 획정되어 있어 누구도 의사보다 더 많은 보상을 받을 수 없도록 되어 있다. 이것은 보건의료산업 내 다른 직종에서의 비즈니스 창의성을 억압함으로써 의료산업의 진화를 억압하고 사회적 계층화를 공고히 하는데 기여함으로써 민주사회로의 발전에도 장애가 되고 있다. 다른 직종에서도 병원의 성과향상에 기여하는 정도에 따라서 의사보다도 더 많은 연봉을 받을 수 있는 여지는 얼마든지 있다. 예를 들어, 어떤 탁월한 마케팅전문가는 환자숫자를 획기적으로 증가시키는데 기여하기도 하고, 어떤 유능한 변호사는 병원이 이미 낸 수억 원의 세금을 환불받게도 해준다. 또한 노인요양병원의 어떤 유능한 간호사는 그녀 혼자서 수십 명의 환자를 유치하여 주위로부터 감탄을 받기도 한다. 하지만 병원은 이들의 성과를 연봉에 반영하지 않음으로써 다시는 유사한 획기적 비즈니스 행동을 의도하지 못하도록 만든다.

이와 함께 병원들은 공정한 보상을 위한 동기부여적 평가를 하는데 미숙하다. 오늘날 미국을 상대적으로 가장 공정한 사회로 만들고 젊은이들이 의사나 공무원이 되기보다는 창업과 같은 위험을 무릅쓰게 만든 것은 바로 획기적인 차별적 성과평가제도의 도입에 기인한다. 모든 조직에서 업적의 평가는 중요한 동기부여의 조건으로써 직원들의 직무태도(감정)에 중요한 영향을 미치고 관리자들에게는 중요한 리더십훈련의 경험이 된다. 그러나 병원의 평가기준은 그 어떤 집단으로부터 긍정적으로 받아들여지지 못하고 있다. 그만큼 더 많은 성과를 높일 수 있는 기회를 잃고 있다고 해야 할 것이다. 병원의 평가제도 뿐만 아니라 우리 사회 전반의 평가제도가 능력중심보다는 학벌 중심, 권력 중심으로 운영됨으로써 도전정신과 마케팅정신을 억압하고 있다.

마지막으로 병원의 조직관리가 과학적이지 못한 부분이 인사관리이다. 테일러는 모든 조직은 성과를 높이기 위해서 우선 구성원들이 심리적으로 수용할 수 있는 목표를 정해야하고, 그 목표를 달성하기 위해서는 개인별이나 집단별 표준과업을 설정해야 한다는 것이다. 모든 구성원들이 그 표준과업 이상을 달성할 때 조직은 목표를 달성하고 발전한다. 이때 인사관리의 중요성이 부각된다. 어떻게 모든 개인들이 어떻게 표준과업 이상을 달성하도록 할 것인가? 하는 것은 매우 중요한 인사관리의 문제이다. 이것은 채용에서부터 교육훈련, 평가관리, 임금관리, 유지관리 및 해고 등의 인사관리 기능들이 얼마나 과학적으로 이루어져야 하는지에 달려있다.

조직의 시스템적 특징

시스템(system)이란 개념이 적용되는 범위는 매우 광범위하다. 은하계나 태양계처럼 우주생태를 표현하는 경우에 적용될 수 있고, 시계, 자동차, 컴퓨터처럼 기계적 장치에도 적용되며, 다양한 식물이나 동물, 인간과 같은 유기체 또는 생물에도 시스템 개념을 적용할 수 있다. 더 나아가 수많은 개인과 집단으로 구성되는 사회와 교회, 병원과 같은 조직에도 적용된다. 조직을 기계로 간주하는 이전의 개념에서 한 단계 진화된 개념이다. 모든 조직은 생물학적 유기체로 간주되는데 유기체, 즉 조직의 가장 중요한 목표는 생물처럼 생존이 된다고 본다. 그리고 생존을 위해서는 환경에의 적응이 가장 중요한 이슈가 된다. 조직을 시스템으로 이해한다는 것은 그것을 살아 있는 유기체로 파악한다는 뜻인 동시에 다양한 이해관계자 집단이 상호작용을 하고 있음을 의미한다. 시스템은 일반적으로 4~5가지의 속성을 가지고 있다.

1. 목표 지향성

어떤 시스템이든지 그것이 시스템으로 기능하기 위해서는 목표 지향성을 가져야 한다. 생물시스템은 생존과 번식, 인간의 경우는 생존과 안전추구, 소속 및 애정, 존경, 자아실현 욕구 등의 목표를 가진다. 어떤 조직이든 그들의 설립 취지에 따른 고유 목표를 지향하고 있다. 하지만 조직은 사회가 부여한 고유의 목적에서 벗어나기는 어렵다. 예를 들어, 학교 조직은 학생들을 민주시민으로 육성해내는데 목적이 있고, 기업은 인간의 삶에 필요한 상품이나 서비스를 생산해야 하는 것처럼 병원은 사회로부터 사람의 질병을 치료하여 건강을 유지하도록 하는 목적을 부여받고 있다고 하겠다.

2. 환경적응성

시스템은 자신을 둘러싼 환경과 부단한 상호작용을 한다. 사람은 식사나 호흡을 통해 끊임없이 환경으로부터 에너지를 흡수하면서 환경의 영향을 받기도 하며, 반대로 환경에 영향을 미치기도 한다. 조직도 환경과의 상호작용 속에서 적응하지 못하면 생존의 위협에 직면하게 된다. 즉 조직은 환경과의 부단한 상호작용 속에서 환경적응성을 지니는 개방시스템이어야 하며, 환경과 상호작용하면서 동태적인 균형도 유지해야 한다. 시스템은 자신이 소비하는 것보다 더 많이 영향을 받는다면 시스템이 해체되거나 소멸될 수도 있기 때문에 투입과 산출 간에 일정한 균형을 유지하는 것이 중요하다.

예를 들어, 병원이 환자들의 질병을 치료하는데 있어서 언제나 새 주사기가 투입/공급되어야 함에도 불구하고 산출의 극대화만 생각한 나머지 쓰던 주사기를 사용하는 부정행위는 심각한 사고를 일으킬 수 있다. 이것은 사람이 자신의 소화기능은 생각지 않고 맛있는 음식이라고 해서 마음껏 먹고 배탈이 나는 이치와 같다. 모든 유기체가 환경과의 상호작용을 해야 한다는 개념의 내용은 '투입-산출-피드백'인데, 절제하면서 이 균형을 맞추지 않으면 유기체는 내외부적으로 손상을 입게 된다.

3. 분화와 통합성

시스템은 분화와 동시에 통합적인 성격을 갖고 있다. 인간의 몸은 골격, 근육기관, 소화기관, 순환기관 등 여러 개의 하위 부분들로 구성되어 있다. 이러한 하위 시스템은 다시 하나의 전체로서 통합되는 속성이 있다. 즉 골격, 근육기관, 소화기관, 순환기관 등의 하위 시스템이 제대로 작동될 때 하나의 전체시스템(인간)으로서의 기능을 하게 된다. 하위 시스템(조직의 각종 부서)은 자신을 포함하고 있는 전체시스템(조직)이 없을 경우에는 별도로 존재하는 것이 불가능하다. 한 개의 하위 시스템은 다른 하위시스템과의 밀접한 상호의존성을 토대로 전체시스템으로 통합되는 속성을 가지고 있다.

병원 조직에서 제 아무리 진료부서가 수익중심점에 있는 핵심적인 조직이라고 할지라도 혼자서 독립적으로 환자를 진료하는 데는 한계가 있다. 무엇보다도 그것만으로는 조직의 경영이 성립되지 않는다. 우리가 한국식으로 식사를 할 때, 식사의 핵심은 분명히 하얀 쌀밥이다. 가장 중요하다. 하지만 그 쌀밥도 김치나 국과 같은 반찬들이 조화롭게 곁들여질 때 훌륭한 식사가 되는 것처럼 병원에서 진료부서 역시 다른 지원 부서들과 조화로운 상호작용을 잘 할수록 빛이 나고 또 높은 성과를 달성할 수 있다.

4. 투입-변환-산출-피드백 과정의 시스템성

시스템은 외부환경으로부터 투입물을 받아들여 내부의 변환과정을 거쳐 산출물을 만들어내는 일련의 과정을 거친다. 식물은 빛과 이산화탄소와 물을 투입물로 받아들여 광합성이라는 전환과정을 거쳐 필요한 에너지와 산소라는 산출물을 만들어 낸다. 마찬가지로 병원이라는 조직은 [그림 3]에서 보는 바와 같이 보건의료인력 · 시설 · 장비 등의 투입물을 통해 환자진료와 치료라는 전환과정을 거쳐 의료서비스라는 산출물을 만들어 낸다. 그리고 외부로 배출된 산출물은 피드백 과정을 통해 시스템의 다음번 순환과정을 위한 투입물에 영향을 주게 된다.

[그림 3] 병원 조직의 투입-변환-산출 과정도

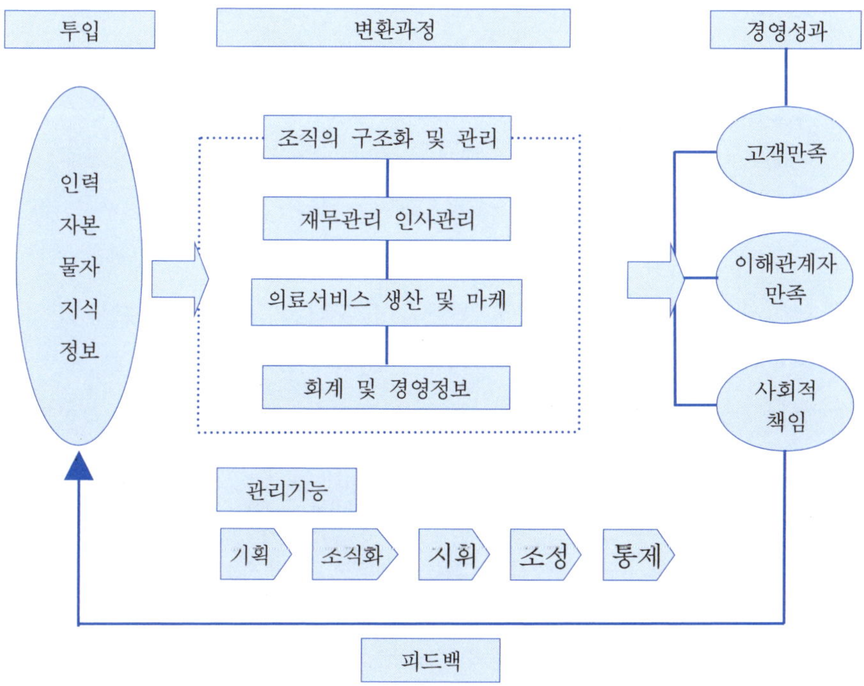

5. 인간관계성

조직이론의 발전과정에서 인간관계론은 처음으로 조직에 인간들의 상호작용이라는 시스템적 사고가 적용되는데 기여하였다. 이것의 핵심은 조직운영이 비용 중심에서 감정 중심으로 이동된 것이다. 인간관계성의 특징을 보면, 첫째 인간중심의 경영을 강조한다. 합리와 능률보다는 직무만족, 자율권 부여, 칭찬과 인정을 해주는 관리가 조직성과를 좌우한다는 것이다. 즉 조직을 관리하는 과정에서 더 높은 성과를 거두고자 한다면 인간의 동기부여의 문제에 관심을 가지야 한다는 의식이 싹트게 된 것이다. 둘째, 비경제적 요인의 우월성을 강조한다. 개인행동은 경제적 욕구뿐만 아니라 사랑, 미움, 소속감, 자부심 등 사회적 · 인간적 욕구에 의해 지배된다는 것이다. 셋째, 비공식집단의 중요성이 강조된다. 조직의 움직임 혹은 조직 구성원의 행위는 규정과 제도에 의한 공식집단보다 이해관계 없이 구성된 동아리와 같은 비공식집단에 의해 정해지는 경우가 더 많다.

또한 조직의 시스템성 중 인간관계성의 중요성은 조직관리에 있어서 비공식 집단도 공식 집단과 공존이 가능한지에 대한 관심도가 고조되었다는 것을 말해주고 있다. 그 결과 의사소통, 리더십, 참여가 조직 관리의 성과와의 중요한 상관이 있다는 것이 밝혀졌다. 이것은 오늘날 조직 관리에 있어서 의사소통의 원활화, 민주적 리더십의 발휘, 참여의 확대에 의한 심리적 욕구의 충족이 생산성 향상의 기본이라는 공식으로 발전했다.

| part 2 |

병원 조직 관리의 문제점

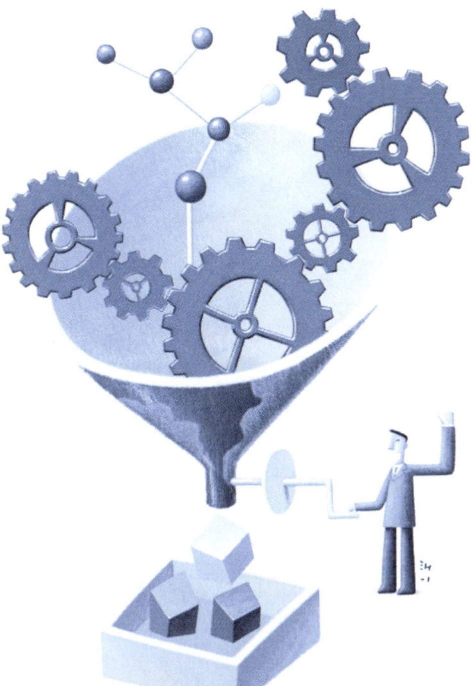

몸에 맞지 않는 옷, 병원 조직구조

1. 공급자와 소비자 의식 간 괴리

모든 경영이 의사 중심으로 돌아가고 있는 우리나라 병원에서 고객들에 대한 의사들의 태도 개선은 여전히 부족하다. 한 연구에 의하면 의사들이 환자들에게 친절하게 대한다는 인식도는 5점 척도에서 3.9점까지 나오지만 막상 고객들이 인지하는 의사들의 친절도는 3.56점에 불과하다는 것이다. 병원을 찾는 환자들이 느끼기에 우리나라 의사집단의 친절도는 여전히 보통 수준을 맴돌고 있을 정도이다. 그럼에도 불구하고 대형병원에서부터 이와 같은 커뮤니케이션 문제를 해결하기 위한 부서가 생겼다는 소식은 들리지 않는다. 삼성과 같이 세계 시장을 상대하는 유수의 글로벌 기업이 왜 커뮤니케이션 팀을 만들고 사장급 팀장을 임명했는지를 병원들은 눈여겨보아야 한다.

갈수록 의료서비스 분야의 종사자 숫자가 증가하면서 맞춤식 교육훈련이 활성화되고 있고, 그 결과로써 전문성 강화가 기대되는 동시에 조직 운영에 있어서 민주적 절차와 구성원들의 권리도 강조되고 있다. 본래 진료를 중심으로 운영되던 것으로부터 정부의 각종 평가에 대응하기 위한 행정활동으로부터 재무관리, 마케팅, ICT(Information Communication Technology)와 같은 경영 및 정보지원과 관련된 일들이 증가하면서 그와 관련된 조직들이 자리를 넓혀가다 보니 병원 조직 관리에 있어서도 전과 다른 변화가 일어나지 않을 수가 없다. 병원장으로서 진료

부문과 행정부분에서 최고경영자 지위를 동시에 가지고 있으면서 이중적 지위를 누리던 의사들의 직관이나 경험에 의한 병원 운영은 이미 한계에 다다랐고, 그에 따라 행정이나 경영 및 정보화를 책임지는 행정원장 또는 행정부원장의 지위와 역할은 중요시되고 있지만 이들 또한 기대만큼 능력발휘는 못하고 있는 것 같다. 왜냐하면, 이들 역시 탄탄한 국내외 첨단조직에서 고도의 경영수업을 쌓은 경영 전문가라기보다는 오랫동안 병원에 종사한 경력을 기반으로 그 자리에 올라간 사람들로서 격동하는 환경의 변화에 선제적으로 대응할 수 있는 체계적이고 과학적인 조직 관리 경력에 있어서는 한계를 가지고 있기 때문이다.

문제는, 대부분의 병원에서 의사들의 소비자 친절도가 높아질수록 다른 부서의 친절도도 높아지지만 의사들이 불친절하면 다른 직종들의 고객에 대한 친절도 역시 그대로 전이되는 것으로 조사되고 있다. 소비자들에 대한 의사들의 친절도를 높이는 전략과 방법에는 여러 가지가 있겠지만 기본적으로는 모든 구성원들이 친절하도록 조직을 구조화시켜야 한다.

2. 몸에 맞지 않는 옷

우리나라 병원은 1911년 미국에서 '과학적 관리의 원칙'을 주창하여 기업의 생산성을 획기적으로 끌어올린 프레드릭 테일러나 또 1990년 리엔지니어링(Reengineering)이란 이름으로 기업의 체질, 구조 및 경영방식을 근본적으로 재설계하여 기업의 경쟁력을 높이는데 기여한 마이클 해머, 2004년 블루오션(Blue Ocean) 전략을 만들어낸 프랑스 인시아드(INSEAD) 경영대학원의 김위찬이나 르네 마보안과 같은 혁신적 경영전문가들이 요구되는 상황이다.

하지만 많은 병원에서 행정관리자들은 내적 자원과 외부 상황을 효과적으로 조합하여 조직의 복잡성이나 공식화, 집권화-분권화 및 권력관계의 변수를 성과와 직결될 수 있도록 조직을 재구조화할 수 있는 힘과 역량을 가지고 있지는 못한 것처럼 보인다. 우리나라 병원은 여전히 피라미드형 수직적 조직구조와 의사들의 이중적 권위가 결합되어 다른 직종의 인력은 능동성과 창조성을 발휘하기 어려운 폐쇄적 조직으로 운영되고 있는 것이 현실이기 때문일 것이다. 외부적 환경인 고객들을 향해서는 서비스의 제고와 친절이 강조되고 있지만 기능부서 간 개방과 친절은 강조되지 못하고 있다.

병원 경영자들은 고민하고 있다. 외부 고객들에게 그렇게 "친절해라! 의료서비스 제공에 대한 설명을 잘 하라!"고 강조하고 있음에도 불구하고, 사실 경영자들이 원하는 만큼의 성과는 나오지 않고 있다. 왜 그런가? 그것은 내부적 권력투쟁과 갈등, 시기와 질투 때문이다. 간호사들이 의무기록사들을 깔보고, 의사들은 행정부서가 중요하지 않다고 공개석상에서 무시하는 발언을 하는 한 병원 조직 전체 차원에서 경쟁력을 갖기는 어렵다. 그런 말을 듣는 다른 직종의 사람들은 일상생활을 하는 중에 자신이 근무하는 병원의 간호사나 의사들이 형편없는 집단이라고 불평하고 다닌다는 사실을 경영자들만 모른다.

말하자면, 세상은 바뀌고 있는데 병원 조직은 여전히 권위주의 시대의 관료적 구조화 속에 머물러 있다. 사람이 성장함에 따라 최적으로 활동할 수 있도록 입고 있는 옷이 수선이 되지 않음으로써 활동을 하는데 있어서 너무 불편한 상황과 유사하다. 의사들을 제외한 다른 계층과 직종의 인력들은 팔을 마음대로 휘저을 수도 없고 편하게 걷거나 앉기도 어려운 지경이다. 매일 몸에 맞지 않는 옷을 입고 활동을 해야 한다면 얼마나 불편한 일인가?

3. 상호작용의 근본적 불량

[그림 4]에서 보는 것처럼 기본적으로 모든 조직은 구조(structure)를 갖추고 그 구조에 맞는 기술을 보유하고 있어야 하며, 조직이 설립된 목적을 달성하기 위하여 수행해야 할 직무에 맞는 사람들을 채용하여 훈련을 잘 시켜야 본래의 목적대로 기능하는 것이 가능하다. 그림과 같이 모든 조직은 기본적으로 구조를 갖추게 된다. 우리가 집을 지을 때 기반을 다지고 기둥을 세우는 것과 같다. 사람으로 치면 골격(骨格)과 같다. 기반이나 기둥이 약한 집은 쉽게 무너질 것이다. 골격이 제대로 갖춰져야 거기에 따라서 장기나 근육이 제 위치를 찾아서 안착할 수 있다.

조직도 마찬가지다. 구조는 조직이 본질적으로 갖게 되는 목표(병원 조직은 진료와 치료, 경찰은 치안유지, 학교는 교육을 통한 인재의 육성, 기업은 이익과 사회적 기여 등)를 달성하기 위해 전문화된 활동을 논리적 유형에 따라서 공식화시키고 지위와 책임을 부여하여 조직을 안정적이고 지속적인 형태로 유지하도록 만들어주는 것이다.

[그림 4] 조직 운영 체계의 4대 요소

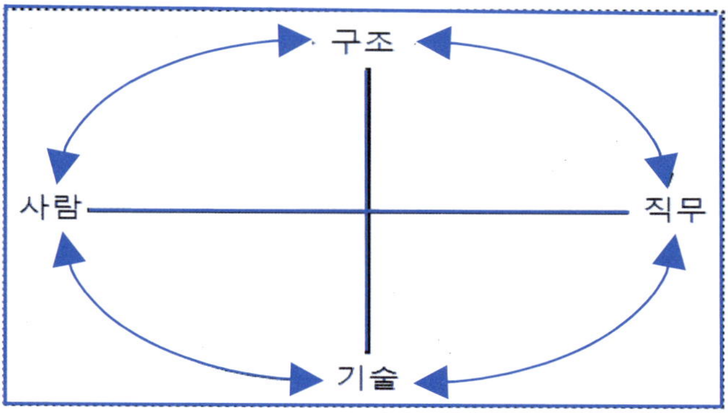

[그림 4]에서 보자면, 모든 조직은 설립 취지에 부여된 목표를 달성하기 위해 4가지 구성요소를 갖추게 된다. 그러나 이 4가지가 유기적으로 잘 결합되어야 목표의 달성이 가능하다. 즉, 조직구조가 엉성하거나, 구조에 부합하는 기술을 잘 발휘하지 못하거나, 주어진 직무에 대한 사람의 매치가 잘 되어있지 못하면 조직은 기능불량에 빠지고 경쟁력이 약화된다. 사람 몸에 비유하지면 기능불량에 빠진 것과 같다. 조직이 이와 같은 4가지 기본적 뼈대로 이루어져 있고, 이 4가지 요소가 유기적인 결속관계를 유지해야 한다는 것을 인식하는 경영자라면 이들 요소가 생산적이 될 수 있도록 [그림 5]와 같은 커뮤니케이션/조정 부서를 설치하게 될 것이다.

그리고 이 4가지 요소들이 제대로 결속될 수 있도록 구조화와 조정을 잘 하면 할수록 변화에 대한 능동성을 유지할 수 있고 그 결과 조직의 생산성은 높아질 것이다. 실제로 모든 병원장들이 기회 있을 때마다 소통의 중요성을 강조한다. 하지만, 그것이 실행되도록 하는 부서나 책임자는 병원 조직 어디에도 존재하지 않는다. 몇몇 병원만이 시범적으로 커뮤니케이션 책임자를 임명하고 있을 정도이다.

[그림 5]는 [그림 4]의 조직 구성 요소들이 더욱 생산적인 상호작용과 높은 결속력을 가지고 조직의 성과를 달성하는 방향으로 기능하도록 수정된 것을 보여준다. 글로벌 기업인 삼성은 이미 10년 전에 이와 같은 통찰을 했다. 매우 다양한 직종이 모여 있는 조직인 병원에서는 기업보다 더 복잡하고 다차원적으로 커뮤니케이션이 유통된다. 불량한 소통으로 인한 절름발이 같은 상호작용이 조직의 운영에 부담을 주고 더 나아가 생산성이 높아지는데 장애가 된다는 사실에 주목하여 개선에 나서는 병원은 거의 없다. 병원장부터 모든 관리자들이 이와 같은 사실을 문제로 제기할만한 배경 지식을 갖추고 있지 못한 것이 첫 번째 요인이다. 물론 병원장을 비롯한 모든 관리자들이 소통의 중요성을 외친다. 그러나 개선은 안 되고 있다. 구호로만 외치는 것하고 실제 개선행동을 통해 생산성 향상과 연결시켜 문제를 해결하기 위한 구체적 작업을 하는 것과는 전혀 다른 차원의 문제다.

[그림 5] 커뮤니케이션을 통한 4요소의 생산적 결속

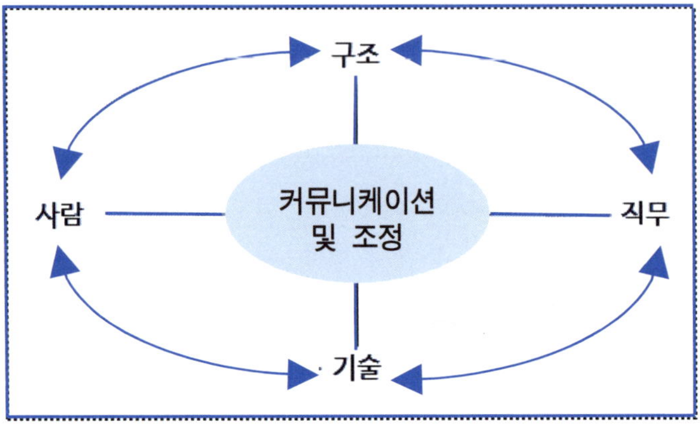

【사례 1 사전 조정 부재의 병원】

실제로 EMR이 도입되기 전에 국내 대학병원에서 있었던 일이다. 1천 병상이 넘는 한 대학교병원의 응급센터에 3명의 의무기록사가 3교대로 근무를 하고 있다. 2명의 당직교수, 2명의 레지던트와 10여명의 간호사들로 북적거리는 응급센터에 의무기록사는 1명만이 근무를 하게 된다. 언뜻 보아도 의무기록사는 외톨이다. 그런데 일이 바쁜 탓인지 직종 간 경쟁의식 때문인지 간호사들이 오더 기록을 하는 의무기록사 책상 위에 차트를 갖다놓는 태도는 누가보아도 의무기록사를 무시하는 행동으로 보인다. 격려의 말 한마디는 고사하고 어떤 간호사는 차트를 책상 위에 집어던지듯이 놓고 가는 경우도 있다. 기록에 몰두하던 의무기록사는 그 간호사가 누군지 얼굴조차 볼 기회도 없이 끓어오르는 분노를 삭힐 수밖에 없다. 뒷모습만 보인 채 쏜살같이 자기 볼일을 보러 가버리기 때문이다. 요즘으로 말하면 전형적인 갑질이다. 그 의무기록사에게 어느 날 불쑥 찾아온 존중받지 못하고 있다는 인식, 그것은 한번 생겨나자 계속 그 의무기록사의 감정을 괴롭히게 되었다. 응급센터에 근무하는 3명의 의무기록사들 각자는 시기는 달랐지만 어느 날부터인가 그 조직의 간호사들에 대하여 적대적인 감정이 잔뜩 쌓여 있는 것을 발견하게 되었다. 그들은 한 조직에 근무하면서 간호사들을 협력의 대상이 아니라 반드시 복수를 해야 할 대상으로 여기게 되었다. 사실, 의무기록사들의 입장에서는 자존심이 상해서 병원을 그만두고 싶은 마음이 굴뚝같았지만 대학병원에서 정규직으로서 적지 않은 임금을 받고 있기 때문에 그 일로 직장을 그만둘 수는 없다는 것을 잘 인식하고 있다. 두 집단이 같이 일하는 동안 성과 향상을 위하여 환상적 콤비네이션을 이룬다는 것은 영원히 불가능한 것처럼 보인다. 이런 불가능을 가능하게 만드는 역할을 맡고 있는 사람이 경영자고 관리자이다.

이 사례는 대학교병원이라는 격조 높을 것처럼 보이는 큰 조직에서 직종이 다른 구성원 간 쌓게 되는 적대적 감정을 사전에 해결될 수 있는 어떤 방법이나 장치도 존재하지 않는다는 것을 보여준다. 이 얼마나 원시적이고 비빈주적이고 또 슬프기조차 한 조직인가? 아직까지도 대다수의 병원 조직에서는 이와 같은 문제를 해결할 수 있는 방법이 비공식적으로 저녁에 회식자리를 만드는 것쯤으로 생각하는 경우가 많다. 모든 의무기록이 전산화된 오늘날도 의무기록사들은 여전히 의사들의 비위를 맞춰야 한다. 이처럼 조직이 중세기적으로 운영되는 한 성과 역시 원시적 수준에 머물러 있게 된다.

능동성 억압하는 관료제 조직구조

요즘 모든 조직에서 능동성과 창의성이 중시되고 있다. 그 이유는 소비자들의 욕구가 시시 때대로 변하고 있고, 일처리가 정확하고 빨라야 하는 등 갈수록 경쟁이 치열해지고 있기 때문이다. 다음으로는 다른 병원보다 더 빨리 시장의 잠재고객들을 실제 구매고객으로 전환시켜야 하는 마케팅적 목적 때문이다. 의사결정에 시간이 오래 걸릴수록 고객들을 놓칠 가능성은 높아진다.

하지만 대부분의 조직에서 최고 관리책임자들은 구성원들이 창의성을 발휘하지 않는다고 불만이 많다. 창의성이란, 최고경영자가 '제발 좀 창의적이 되라'고 아무리 외쳐도 어느 날 아침에 갑자기 발현될 수 있는 것이 아니다. 모든 개인의 능동성과 창의성은 사회적 분위기, 조직의 분위기, 조직의 계층에서 느끼는 위화감, 관리자의 리더십 및 개인적 특성 등 복합적인 영향을 받는다. 우리 사회와 같은 무언의 억압적인 분위기에서 창의성을 기대한다는 것 자체가 무리다. 우리는 흔히 회의석상에서 경영자로부터 좋은 아이디어를 제시해달라는 요청을 받는다. 이 요청에 대하여 곧이곧대로 자신의 생각을 발표하는 사람은 드물다. 왜 그런가? 우리는 오랜 시간 동안 그것이 현명한 처세라는 것을 학습해서 잘 알기 때문이다. 우리나라 속담에 '모난 돌이 정 맞는다.'라는 말이 있다. 관습대로 살아온 관리자들에게 창의적 발언이 획기적 아이디어로 들리기보다는 오히려 자신에 대한 도전이나 직무와는 무관한 소리로 해석하는 경향이 있다. 이와 같은 현상은 가장 창의적이어야 할 학교 현장에서조차 개선이 안 되고 있지 않은가?

병원이라고 해서 이런 분위기가 예외가 아니다. 많은 사람들이 공식석상에서나 또는 개인적인 보고서를 통하여 자신의 생각을 밖으로 흔쾌히 밝히는 경우는 드물다. 우리 조직문화를 이렇게 만든 데는 각 개인의 성격적 특성이 주요 원인이기도 하지만, 또 한 가지의 중요한 원인은 병원의 조직구조가 여전히 튼튼한 관료제 조직구조로 운영되고 있기 때문이다.

1. 관료제 조직구조의 특성

독일의 사회학자 막스 베버(Max Weber)에 의해 제시된 관료제 조직구조는 그 형태상 기본적으로 피라미드 구조로 되어 있다. 병원 조직에 관료제이론을 대입해보면, 수평적으로는 분업의 원리에 의해 진료, 진료지원, 행정 등 기능에 의한 분화가 이루어지고 수직적으로는 병원장을 정점으로 하여 부장, 과장, 계장처럼 계층적 분화가 이루어져 있는 모습이다. 의사들은 여전히 계층의 상층부에 위치해 있다.

[그림 6] 피라미드 조직구조의 수직적 분화에 따른 권한의 크기

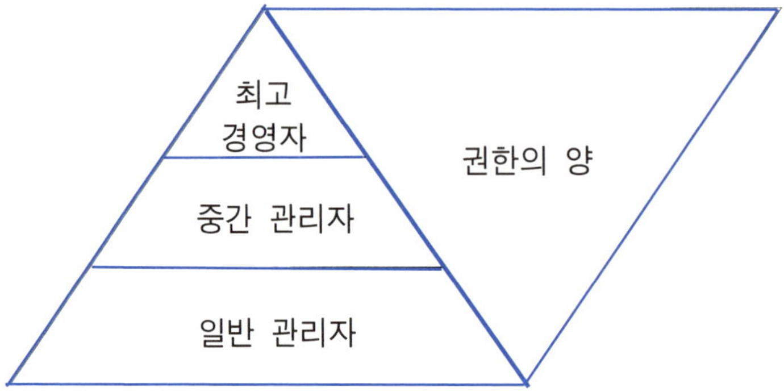

1900년대 초반에 베버는 완벽하게 합리적이고 작업 또는 사무능률을 극대화할 수 있는 조직을 구상하여 이상적인 조직을 만들고자 했는데, 그 모델/특성은 다음과 같다.

① 분업화 : 각 사람의 직무를 단순하고 일상적이고 분명하게 규정된 과업으로 세분화한다.
② 명확한 권한계층 : 직위 혹은 직책상의 계층을 가진 다계층의 공식구조를 형성하고 각 하위직책은 상위직책의 감독과 통제 하에 있도록 한다.
③ 고도의 공식화 : 획일성이나 통일성을 확보하고 직무담당자의 행동을 규제하기 위해 공식적인 규칙이나 절차에 의존한다.
④ 비개인적 특성 : 개인의 성격특성이나 성원의 개인적 기호가 개입되지 않도록 제재 혹은 강제력을 적용한다.

⑤ 업적과 능력에 근거한 선발과 승진 : 선발이나 승진결정은 개인의 기술적 자질, 능력 및 업적에 근거해야 한다.

⑥ 직원의 경력 통로 : 구성원들은 조직 내 일정한 경력의 통로를 따라 경력을 개발시켜 나가도록 한다. 이 같은 경력상의 직무에 전념한 대가로 종업원들은 정년(停年)을 보장받는다. 즉 비록 그들의 정력이 다 소진되어도, 또는 그들의 기술이 더 이상 쓸모없거나 시대에 뒤진 것이 되어도 그들은 계속 고용되어야 한다.

⑦ 공(公)과 사(私)의 명확한 구분 : 조직 활동에서 합리적이고 비개인적인 업무수행이 방해받지 않도록 사적인 요구, 관심, 이익은 조직 활동과는 완전히 분리되어야 한다.

이와 같은 관료제 조직구조의 특징에서 조직의 목표는 분명하게 외부로 드러난다. 조직 내 직위들은 피라미드 모형의 계층으로 배열되며, [그림 6]에서 보는 것처럼, 권한은 조직계층을 따라 올라갈수록 커진다. 하지만, 계층에 따른 권한은 그 직위를 담당하는 사람에게 있는 것이 아니라 직위 그 자체에 있다는 것을 이해하는 것이 중요하다. 구성원의 선발은 사적인 관계보다는 그들의 자격에 근거한다. 채용은 그 직위에 필요한 자격요건을 근거로 하여 결정된다. 관료제조직에서는 승진의 기준은 언제나 업적이 된다. 따라서 조직 내 누구든지 주어진 일에 전념해야 한다. 조직상의 책임수행에서 필요한 공식적 역할과 직장 밖의 사적 역할을 분명히 구분함으로써 역할의 모호성이나 이해의 갈등을 제거시키고자 했다.

막스 베버의 관료제 조직구조에 대해서는 다양한 논쟁이 있기는 하지만, 직원 선발 시 부적절한 기준의 사용을 배제하려고 한 것이나 고용자의 전횡적 권한, 기술요구의 변화 및 개인 능력의 저하로부터 구성원을 보호하기 위한 정년보장제의 도입, 명확한 권한계층을 두어 의사결정을 하도록 하고 의사결정에 대한 최종책임을 지도록 수직적 계층을 형성한 것 등은 오늘날까지 조직을 합리적으로 운영하기 위한 구조로서 강력한 강점을 지닌 것으로 평가받는다.

아직까지 관료제조직이 효과적인 조직의 형태로 인정을 받으면서 널리 활용되고 있는 이유는 그것이 조직에서 일어나는 일련의 다양한 활동을 수행하는 많은 사람들을 조직화하는 데 있어서 가장 최선의 방법이라고 이해되고 있기 때문이다. 많은 조직관리 전문가들이 창업 초기에는 관료제 조직구조 형태를 극복하기 위해 특별한 조직구조를 설계하려고 애쓴다. 하지만 조직이 성장하고 규모가 커지면서 결국에는 관료제 조직구조로 발전해 있는 것을 보게 된다.

2. 관료제 조직의 유형

관료제 조직구조는 산출물에 있어서 표준화된 제품을 생산하는데 아주 적합한 모형으로 알려져 있다. 관료제 조직구조는 표준화된 관리과정의 활용을 그 내용으로 하고 있기 때문이다. 모든 관료제 조직구조는 상황이 예측될 수 있는 안정된 환경에서 운영되도록 설계된 것으로 기계적 관료제 조직구조와 전문적 관료제 조직구조로 나누어진다.

1) 기계적 관료제 조직

단순하고 안정된 환경 하에서 고도로 일상적인 기술을 활용하고 있는 대규모 조직들은 기계적 관료제 조직구조를 유지하는 것이 성과 달성에 효과적이다. 기계적 관료제 조직구조는 보험회사나 공무원 조직과 같이 고도로 일상적인 운영상의 과업, 항공이나 군대, 경찰 업무와 같이 매우 공식화된 규칙이나 규정, 자동차 제조업체와 같이 기능별 부서로 분할된 과업, 교도소 조직과 같이 집권화된 권한, 경찰조직과 같이 공식적인 명령의 연쇄에 따른 의사결정, 라인과 스텝의 활동이 명확히 구분된 정교한 관리구조 등에서 효과를 볼 수 있는 것으로 알려져 있다.

지금 본 것처럼 기계적 관료제조직들은 고도로 일상적이고 표준화된 활동을 수행하고 있는 조직들이다. 그들이 처하게 되는 상황의 대부분은 전에 지속적이고 일관되게 발생한 경험이 있는 것들이기 때문에 조직 관리자는 미래 상황의 발생을 예측하는 것이 용이하고 공식화된 절차에 따라 조직을 관리하기가 비교적 쉽다. 예를 들어, 어떤 항공사가 기계적 관료제 조직구조로 조직화되지 못했다는 것을 고객들이 안다면 아마 두려움으로 그 회사의 비행기를 탑승하지 못할 것이다. 즉, 그 항공회사의 정비담당자가 아주 정교하고 치밀하게 짜인 정비절차를 따르지 않고 정비사 주관적으로 기분 내키는 대로 항공기 점검임무를 수행한다면 그 어떤 사람도 그런 비행기를 타지 않으려고 할 것이다.

2) 전문적 관료제 조직

어떤 조직은 수직적으로 집권화되지 않은 관료제 조직구조를 설계할 수도 있다. 예를 들어, 병원의 응급실에서 교통사고를 당한 환자를 치료해야 하는 것처럼 복잡한 과업은 고도로 개발된 기술이나 지식을 소유한 전문가들에 의해 수행될 것이 요구된다. 이 같은 조직구조는 고도로 훈련된 전문가들, 즉 그들 자신의 업무에 대하여 스스로 상당한 통제력을 유지하고 있는 전문직 종사자들로 충원된다. 고도의 전문직들이 수행하는 작업은 표준화된 기준이나 규칙에 의해 용이하게 규제되거나 통제되기 어렵다. 이러한 전문적 관료제 조직구조는 기계적 관료제 조직구조의 경우보다 덜 공식화되어 있고 분권화된 의사결정이 이루어진다는 특성을 가진다. 말하자면, 일반 기업에서 노련한 경영자가 경험이 부족한 부하 직원의 직무행동에 영향을 주려고 하는 것처럼 병원장이라고 해서 전문 분야가 다른 의사에게 직무수행에 영향을 미치고자 한다면 그 병원장은 부작용을 감수해야 할 것이다.

기계적 관료제 조직구조나 전문적 관료제 조직구조는 모두 표준화에 의존하긴 하지만 표준화의 원천(sources of standardization)은 상이하다. 기계적 관료제 조직구조에 있어서 작업의 표준은 조직 내부에서 개발이 가능하고 또 활용된다. 관리자는 생산 작업자의 작업 표준(work standard)을 설계하고 감독직들에게 정해진 작업표준을 시행하는 책임을 부여한다.

그러나 전문적 관료제 조직구조에 있어서 표준은 다르게 적용된다. 병원에서 이루어지는 정교하고 위험한 수술은 외부에서 오랫동안 교육받은 결과이다. 수술이나 약물 처방의 표준은 일개의 병원이나 경영자들이 개별적으로 정하는 것이 아니라 전문직 종사자들이 취학하였거나 소속되어 있는 의과대학이나 전문가협회에서 주로 정한다. 의사들은 그런 방법으로 습득한 표준을 그들의 직무수행에 적용한다. 전문직 협회는 그 전문직의 사고(malpractice)나 비행, 혹은 잘못된 업무활동에 대한 견책권도 보유하게 된다.

결국, 기계적 관료제 조직구조는 수직적 성질의 권한인 지위권력에 의존하고, 반면에 전문적 관료제 조직구조는 수평적 성질의 권한인 전문적 권력에 의존하는 것을 볼 수 있다. 기계적 관료제 조직에서 일하는 구성원들과는 대조적으로 교수, 의사와 같은 전문직들은 자신의 과업활동을 자기 스스로 통제한다고 믿는다. 의사결정 권한은 분권화되어 있으므로 전문직 구성원들의 자율성은 상대적으로 높다. 이러한 전문적 관료제 조직구조는 전형적으로 복잡하면서도 안정적인 환경 하에 있는 조직에서 나타난다. 복잡성은 광범위한 훈련프로그램에서만 습득될 수 있는 기술이나 지식의 활용을 필요로 한다. 안정성은 이 같은 기술들이 조직 내부에 정착되어 조직의 표준작업절차로 형성되도록 한다. 전문적 관료제 조직구조는 주로 대학교, 종합병원, 공인회계법인, 공예품 제조업체 등에서 나타난다.

하지만, 전문적 관료제 조직구조는 경우에 따라서 기계적 관료제 조직구조와 동시에 존재하는 경우가 흔하다. 예를 들어, 우리나라 대학교병원의 경우에 전형적으로 의사들의 조직구조는 민주적, 분권적 계층구조가 지배적이지만, 행정직원들을 비롯한 기타 지원 스텝들이 근무하는 부서의 조직구조는 집권화된 기계적 관료제 조직구조를 형성하게 된다. 이처럼 이중적인 조직구조에서는 의사들이 속한 전문적 관료제 조직을 비 의사들이 활동하는 기계적 관료제 조직이 떠받치고 있는 형국이라고 해야 할 것이다. 때문에 병원은 의사집단에게 주어지는 자율권에 비하여 다른 직종은 상대적으로 높이 통제됨으로써 당연히 구성원 사이에 위화감이 조성된다. 특히 중요한 문제는, 갈수록 통제 받는 약자 집단들 사이에서 또 갑의 집단과 을의 집단이 형성되어 그들끼리 더 약한 집단을 업신여기면서 자신들의 권위를 세우고 확대하려는 분위기는 병원 경영자들이 극복해야 할 중요한 조직 관리의 과제가 되고 있다.

3. 관료제 조직의 역기능

1) 목적과 수단의 전도

오늘날 전 세계에 광범위하게 펴져있는 관료제조직은 그 운용에 있어서 많은 역기능을 불러오고 있다는 비판을 받고 있다. 그 중에서 가장 심각한 비판은 '목적과 수단이 바뀌는 것'이다. 관료제 조직구조는 조직의 목표가 하위 부서의 목표나 개인의 목표에 의해 바뀜으로써 많은 부작용을 낳고 있다. 관료제 조직구조는 규칙 및 비개인적 특성(impersonality) 때문에 고도의 신뢰성과 예측가능성이 강점이다. 그러나 규정이 너무 강조되다보니 상황에 따라서 규정이 달성하려고 하는 조직의 목표보다 더 중요한 것으로 부각되어 조직의 효과성을 저하시킨다.

실제로 이 문제는 병원과 건강보험심사평가원 두 집단 간에 불화를 넘어 소송전으로 비화되는 각종 사례들에서 잘 나타나고 있다. 의사들은 창의적이고 효과적인 진료와 약물 처방이 건강보험심사평가원이 정한 규정에 의해 번번이 좌절되고 있다고 믿고 있고, 때문에 의사들은 여기에 대하여 적대적이기까지 하다. 이 가운데서 소비자들만 혼란스럽다.

【사례 2 심평원 적정성평가 첫 설명회, 요양기관 '뿔'났다】

의료현실 외면한 채 요양기관에만 책임 떠넘겨 원성
과도한 자료제출 체감, 심평원 "쉽다"고만 해 '빈축'

건강보험심사평가원의 올해 첫 요양급여 적정성평가 설명회가 18일 서울 aT센터 그랜드홀에서 열렸다. 병원 평판과 직결되는 만큼 올해 바뀌는 주요 지표를 알기 위해 빈자리가 거의 보이지 않았던 설명회. 그러나 심평원은 '적정성평가가 의료현실을 제대로 반영하지 못한 건 물론 요양기관에 무리한 책임을 지운다'는 비난만 뒤집어썼다.

심평원은 위암 1차 적정성평가 당시 수술영역에 해당하는 '내시경절제술 후 추가 위 절제술 실시율 지표와 관련,' 환자가 외과적 수술을 거부하거나 추가 내시경절제술 또는 내시경만 시행할 경우' 점수를 인정하지 않았다. 이를 두고 A요양기관 관계자가 "요양기관의 설득에도 불구하고 환자가 수술을 거부했을 때도 요양기관이 책임져야 하는가"라 질문하자 이규덕 심평원 평가위원은 "수술이 꼭 필요하다면 끝까지 환자를 설득해야 한다"는 입장만 되풀이해 참석자들의 아우성이 빗발쳤다.

"그건 아니다. 필요해서 권해도 안 한다는 환자가 많다"는 원성이 쏟아지자 이 평가위원은 "동의한다. 이해하지 못하는 건 아니지만 환자를 지속적으로 설득할 필요가 있다"는 대답만 반복, 참석자들로부터 "현실적이지 못하다"는 쓴 소리를 들었다.

잇따른 비난에 이 평가위원은 "환자의 거부 의사와 이에 대한 병원의 노력을 어떻게 평가할지 요양기관들이 참여하는 자문단과 함께 의논해나갈 것"이라고 해명했다.

그러나 요양기관의 반발은 거셌다. 이날 참석한 B요양기관 관계자는 "요즘 환자들은 이전과 달리 삶에 주도적이다. 인터넷을 통해 수술을 받으면 어디까지 회복되는지에 대한 정보도 많이 안다. 의료지식이 없어 의사에게만 의존하던 예전과는 완전히 다르다"라고 목소리를 높였다. 무엇보다 "수술한다고 장기를 원래대로 100% 복구하는 건 아니지 않느냐"며 "단지 수명 연장의 개념일 뿐이므로 수술은 환자의 선택"이라고 강조했다.

C요양기관 관계자는 "환자에게 수술을 얼마나 권해야 할지가 최근 요양기관의 이슈인 건 맞다. 환자와 보호자간 의견이 다를 때도 많은 고민에 빠진다"라며 무조건적인 수술 권유의 어려움을 토로했다. 이어 "의료지식이 없는 환자에겐 여러 방법을 알려주지만 환자가 수술의 장단점을 충분히 숙지한 상황에서 수술을 거부할 경우 그만하는 게 맞다고 생각한다"고 말했다. 또 "심평원의 방침은 이상과 현실간의 괴리"라 비판하며 "환자가 수술을 거부하는 경우는 보통 암 말기인 때다. 말기가 아니라면 우리도 적극적으로 권한다. 그러나 말기 환자가 수술을 거부할 때는 요양기관도 환자의 의견을 존중할 수밖에 없다"고 답했다. 결국 의료진이 최선을 다해 권유했음에도 불구하고 환자 스스로 판단해 수술을 거부했을 경우 이를 새롭게 평가할 지표의 도입이 절실해 보인다는 것이다.

자료제출 충돌...심평원 "별 거 아닌데?" vs 요양기관 "직접 해보든가"

심평원이 요양기관의 자료제출을 너무나 당연시한다는 지적도 나왔다. 자료제출에 소요되는 인력과 시간은 고려하지 않는 시스템을 도입했다는 것.

D요양기관 관계자는 올해 변경된 폐렴 조사표에 대한 불만을 토로했다. 그는 환자 혈압과 호흡 등 5개 항목을 기입하도록 된 CURB-65(폐렴 입원초기 중증도 판정도구)를 들며 "간호사들이 일일히 다 확인해야 한다. 그러나 의사가 기록되는 것만이 평가에 반영된다"며 "점수가 인정되지도 않는데 심평원은 사망률이나 중증도 보정에 자료를 활용하기 위해 제출하라고 하는 것"이라 비난했다.

이어 "조사표 항목을 기록하려면 전자의무기록(EMR)을 다 뒤져야 한다. 전산으로 자동 입력되는 게 아닌 이상 환자마다 별도의 엑셀파일을 만들어 저장해야 하는데 심평원은 이를 너무 쉬운 일이라고만 말한다"고 했다.

요양원은 폐렴 적정성평가 대상이 아니기 때문에 요양원에서 폐렴으로 내원했을 경우 해당 요양원의 전화번호를 기록해달라는 심평원의 요구에도 '무리'라는 입장을 밝혔다.

E요양기관 관계자는 "요양원에서 온 환자들은 소견서가 없는 경우도 많고 대부분 고령이라 보호자에게 연락해 확인해야 한다. 또 요양원은 이름이 비슷한데다가 이 환자가 정말 해당 요양원에서 온 게 맞는지 확인해야 해 일이 이중삼중으로 늘어난다"고 말했다.

특히 "적정성평가가 잘 된 요양기관의 질 향상을 높이기 위해서 심평원이 어떻게 도와주겠다는 내용은 없고, 병원 입장은 고려하지 않은 채 '어려운 일도 아닌데 왜 그러느냐'는 입장만 되풀이 한다"며 "심평원이 병원의 자료제출을 너무 당연하게 이야기한다. 이는 어제오늘만의 이야기는 아니다"며 불쾌함을 표시했다. 이러한 지적에 이규덕 평가위원장은 "CURB-65 지표는 65세 이상 여부, 맥박, 호흡 수, 의식 여부, 피검사 결과의 5개 항목에 불과하다. 또 조사표는 환자가 입원했을 때 한 번 작성하는 것이라 그렇게 힘들지 않을 것이라 생각한다"고 말했다.

요양원 관련 불만에 대해서도 "폐렴 적정성평가 대상에서 요양병원 환자는 제외된다. 병원이 낮은 평가를 받을 것 같아 환자를 요양원에서 왔다고 뺄 수도 있다. 진짜 요양원에서 왔는지 알기 위한 확인절차라 권유했을 뿐 의무는 아니다. 다만 가능하면 작성해줬으면 좋겠다"고 말해, 요양기관과 심평원간의 인식 차이를 좁히기 어려울 것으로 보인다.

〈자료원 : 의협신문 2016년 2월 19일 인터넷판〉

관료제 조직구조가 가지고 있는 규칙이나 규정은 수용할 수 없는 행동을 규정하기도 하지만 받아들일 수 있는 최소한의 행동도 규정함으로써 최선의 목표달성을 위한 동기나 행동도 저해하는 경향이 있다. 예를 들어, 대학생들에 대한 시험평가방식이 A, B, C, D, F 학점에 의한 평가가 아니라 단지 '통과 - 낙제(pass - fail)' 방식일 경우에 학생들은 최선의 노력을 기울이기보다는 pass보다 약간만 더 높은 수준에서 노력을 기울이고 말 가능성이 크다. 만약, 조직의 목표가 내면화되지 않고 구성원 행동의 일부분만이 목표 지향적이 되고 있다면, 그 같은 규칙은 최선의 목표달성에 무관심 또는 무감각하도록 고무하는 결과를 초래할 가능성도 크다. 이와 같은 부작용은 우리나라 공무원이나 공기업 조직에서 흔히 나타난다. 공무원들은 언제든지 최선을 다해서 일하지 않는데 익숙하다. 공무원들은 단지 최소한의 성과 수준만을 유지하려고 하는데 익숙하다는 비판을 받고 있다. 규정은 수용될 수 없는 행동을 확인하는 것보다는 최저의 성과 표준의 설정으로 이해되기 때문이다.

또한 목적 - 수단의 전도와 관련된 부작용에는 권한을 가진 사람들의 불안감으로부터 나타나는 '관료적 병리행동(bureau - pathic behavior)'이 있다. 의사결정자들은 실수나 오류를 범하는 것으로부터 자신들을 보호하기 위해 규칙을 고수하는 것을 볼 수 있다. 고도화된 공식화가 의사결정을 촉진하고 활성화하는 것이 아니라 책임회피 용으로 작동한다. 병원에서 심심치 않게 발생하는 의료사고 후 의사들은 "나에게 책임을 묻지 말라, 나는 단지 정해진 규칙대로 했을 뿐이다"라고 말한다. 실제로 이와 같은 관료주의는 대학병원에서 환자 사망사고 시 교수들보다는 힘없는 인턴이나 간호사들에게 무거운 책임이 전가되는 모습으로 나타나기도 한다.

2) 규정의 부적절한 적용

관료제 조직구조의 두 번째 역기능은 '규칙과 규정의 부적절한 적용'으로 인한 부작용이다. 관료제 조직구조에서 관리자가 공식화된 규칙이나 절차를 부적절한 상황에도 적용함으로써 바람직하지 못한 결과를 초래하곤 한다. 조직은 환경의 변화 때문에 직무를 수행하는 상황이 수시로 변하는 것을 경험한다. 이처럼 상황은 변하고 있는데도 대응은 마치 일상적인 것처럼 함으로써 역기능을 초래하는 경우가 발생한다. 관료제 조직구조는 상황이 변했는데도 그것을 모르고 전에 여러 번 취했던 결정이나 조치를 맹목적으로 반복하도록 하는 '규칙에 대한 집착 내지는 헌신(devotion to rules)'을 만들어내는 특징을 가지고 있다는 것을 조직의 관리자들은 통찰할 수 있어야 한다.

과거의 훈련이나 경험에 기초한 조치나 행동 및 결정이 새롭게 닥쳐온 상이한 상황 하에서는 매우 부적절한 것이 되는 수는 너무 많다. 그런데 이를 새롭게 발생한 문제해결에 다시 적용함으로써 부작용을 낳는다. 이와 같은 문제를 일으킨 당사자들은 여전히 "나는 규칙대로 했을 뿐이다."라고 항변한다. 이처럼 관료제 조직구조의 높고 정교한 공식화는 변화하고 있는 상황에 대한 대응을 곤란하게 만든다. 우리나라의 병원은 이와 같은 관료제 조직구조를 채택하고 있기 때문에 상황의 변화에 대응하여 유연하고 능동적으로 대처한다는 것은 거의 불가능한 일처럼 보인다.

3) 조직 구성원들의 소외

관료제 조직구조의 세 번째 역기능은 조직 내 '구성원들의 소외'이다. 관료제 조직구조 속에서 구성원들은 조직의 비개인성 또는 몰개인성을 그들과 그들이 수행하는 작업 간에 건조하고도 큰 거리감을 만드는 것으로 지각한다. 이미 1960년대에 미국의 유명한 희극배우인 찰리 채플린이 지적했던 것처럼, 구성원들은 작업의 일부분만을 담당하거나 늘 지시와 통제 속에서 일함으로써 무의식적으로 그들이 큰 톱니바퀴를 돌리는 하나의 부품이라고 인식하게 된다. 이와 같은 인식은 조직에 대한 일체감을 느끼기 어려울 것이다. 조직에 대한 일체감을 느끼지 못하기 때문에 언제든지 더 좋은 곳으로 이직하려는 의도를 품게 된다.

병원과 같은 전문적 관료제 조직구조에서는 통상 공식화 수준이 낮아지고 그 결과 구성원의 소외감이 낮아지는 경향을 갖는 것이 기본이다. 그러나 우리나라 병원은 전문적 관료제와 기계적 관료제가 이중적으로 존재함으로써 기계적 관료제 조직 속에서 일하는 간호사들의 대량 이직은 가히 충격적이다. 이른바 빅5병원에서도 연간 이직하는 간호사 숫자가 수백 명에서 1천 명 이상에 달하기도 한다. 구성원들이 조직에 대한 일체감을 느끼지 못하도록 만드는 것은 기본적으로 조직구조의 설계와 보상제도에 문제가 있기 때문이다. 이것의 궁극적 책임은 수평적 혁신을 추진하지 못하고, 원활한 소통의 채널을 만들어내지 못하고 있는 최고책임자를 비롯한 관리자들에게 있다고 보아야 할 것이다.

4) 권력의 집중 현상

관료제 조직구조의 네 번째 역기능은 '권력의 집중' 현상이다. 관료제 조직구조는 최고경영자의 손에 모든 권력을 집중시키는 특징을 갖고 있다. [그림 6]에서 보는 것처럼 피라미드 조직구조의 맨 상층부에 있는 1인에게 가장 큰 권력이 집중되도록 설계된 것이 관료제 조직구조이다. 물론 조직에서 한 사람에게 권력이 집중되는 것이 바람직한 것인가, 아닌가 하는 것은 조직이 처한 상황에 따라 다를 수 있다. 하지만, 최상층부에 있는 한 사람에게 가장 큰 권력이 집중되어 있는 반면, 최하층부에 있는 다수의 구성원들에게는 어떤 권력도 주어지지 않는 것은 매우 비논리적이고 비인간적이라는 비판을 면하기는 어렵다. 특히 권력은 분산되는 것이 정의라고 믿는 사회적 흐름 속에서 관료제 조직은 최고 권력자 1인의 독재를 불러올 수 있기 때문에 타파되어야 한다는 비판을 받는다면 조직의 지속가능성에도 부정적 영향을 미치게 된다. 이것은 다섯 번째로 설명할 '비구성원들의 불만'을 야기하는 원인이 된다.

5) 고객의 불만

끝으로 관료제 조직구조의 역기능은 '비구성원들의 불만'을 만들어낸다는 점이다. 관료제 조직구조는 앞에서 설명한 4가지 역기능의 특징 때문에 필연적으로 조직과 일상적으로 접해야 하는 외부 고객들의 불만을 낳는다. 병원 조직 역시 여기에서 벗어나 않는다. 관료제 조직구조 안에서 구성원들은 그들이 수행하는 직무수행의 대가로 보상을 받는다. 병원 조직에서 근무하는 의사를 비롯한 모든 구성원들은 실수로 고객들에게 피해를 입히더라도 시간을 채워서 규정대로 일했다는 이유만으로 급여를 받는다. 이와 같은 일은 정부기관, 학교 등 모든 조직에서 발생한다. 대학입시에 합격한 수험생이 등록금을 제 시간에 정확하게 은행에 입금하지 못하면 탈락한다. 이 학생을 구제하기 위해서는 매우 복잡한 절차를 거치거나 아예 구제가 되지 못할 수도 있다. 이 학생과 학부모는 "교육기관이 이럴 수가 있는 거냐?" 하고 거칠게 항의해보지만, 관계 직원들은 "우리는 규정대로 할 뿐"

이라고 대답한다. 그것으로 끝이다. 관료제 조직구조의 운영에 있어서 인간주의는 없다. 정말 메마른 업무처리과정만 있을 뿐이다.

많은 국민들이 공무원들을 향하여 "그렇게 일하고도 국민의 세금으로 월급 받는가?"라는 불만을 쏟아낸다. 공무원들은 국민들로부터 받는 지탄 때문에 정신적 고통은 받지만 그들의 통장으로 매달 꼬박꼬박 입금되는 급여로부터 위안을 받고 관료제 조직구조 속에서 일한다는 것이 관료제를 비판하는 학자들의 입장이다.

한 병원을 찾은 고객이 이와 같은 관료제적 속성 때문에 기대치 않은 상처를 입게 되면 그 병원을 욕하면서 다른 병원으로 발길을 돌릴 것이다. 실제로 지방의 한 대학병원에서는 1시간여를 진료실 밖에서 기다리다가 화가 난 한 지방자치단체의 고위관료가 스테이션에서 열심히 일하는 간호사의 뺨을 때린 사건도 있다. 지역의 도청에서 근무하는 고위관료는 예약을 해놓고 1시간이나 대기하고 있었는데 누구하나 미안하다는 말 한마디 없는 것에 화가 났다는 것이다. 그 관료는 다시는 그 대학병원을 찾지 않을 것이며, 심지어는 그의 주위 사람들에게 그 대학병원에 가지 못하게 하겠다고 으름장까지 놓았다. 그러나 그가 새로 찾는 병원 조직 역시 관료제 조직일 것이다. 그가 그 대학병원에서 받은 상처를 다시 찾은 병원에서도 그대로 경험할 가능성은 얼마든지 있다. 고객의 입장에서는 병원이 관료제 조직구조로 운영되고 있는 한 병원에 대하여 좋은 감정을 갖기는 어렵다. 귀하가 병원장이라면 이런 비인간적인 상황을 어떻게 타개할 것인가?

4. 관료제 조직구조를 극복할 수 있는가?

산업혁명기 이후 자본주의체제 하에서 보다 더 합리적이고 능률적인 조직구조를 지향하는 과정에서 만들어진 기계적 관료제 조직구조가 안고 있는 각종 문제점 때문에 조직 연구자들은 이것을 대체할 수 있는 새로운 조직구조 개발에 많은 노력을 기울이고 있다. 주로 합법적 계층에 따른 권한의 부여와 행사로 이루어진 시스템을 지식에 기반한 그것으로 전환하기 위한 작업으로서 전문적 관료제 조직구조가 실험적으로 연구되고 있다. 이것은 외부적으로 강요되는 규율보다는 구성원의 전문직화의 과정을 통해 내부적으로 형성된 이상적인 규율이 조직과 구성원들에게 내면화되도록 하는 경우이다. 위로부터 부여되는 권한과 통제로부터 자기통제로 바꿔서 자율성을 강화사키고 그 결과 조직과 직무에 대한 몰입을 높여주고자 하는 것이다. 하지만, 전문적 관료제 조직구조도 근본적으로 관료제 조직구조가 안고 있는 역기능성과 운영과정에서 추구하게 되는 합리성과 능률성으로 인하여 다시 기계적 관료제 조직구조로 회귀하는 현상을 보인다.

많은 조직구조 연구 및 개발자들은 여전히 각종 제조회사나 병원과 같은 서비스회사, 공공조직들이 구조나 운영 면에서 관료제적 범주에서 벗어나지는 못한다고 주장하기도 한다. 또한, 관료제 조직구조의 역기능과 불합리성을 잘 아는 경영자가 창업초기 소규모 조직일 때는 수평적이고 전문적인 조직으로 운영한다고 하더라도 시간이 흘러 조직의 규모가 커지면서 필연적으로 관료제 조직구조로 변하게 되는 것을 막을 수는 없을 것이라고 한다. 특히, 사회나 조직이 인본주의적으로 변한다고 하더라도 질서와 통제를 통한 조직화가 조직운영의 기본적 속성이라는 철학이 변하지 않고 있다고도 한다. 오히려 이와 같은 질서 유지의 철학을 100% 담아내고 있는 관료제 조직구조가 가장 효과적인 조직이라는 주장도 설득력을 얻고 있다.

결과적으로 사회가 지식 및 정보 중심으로 변화함에 따라 단순히 수직적 계층분화에 따른 권한 부여의 조직보다는 기술적 전문성의 필요에 의한 전문적 권한 부여 조직으로 변화하고 있는 것만은 사실이다. 이와 같은 특성을 가진 조직을 우리는 전문적 관료제 조직이라고 부른다. 문제는, 조직 구조의 이상적 지향점과 설계는 전문적 관료제 조직구조로 해놓고 실제 운영은 기계적 관료제처럼 운영하게 됨으로써 성과 달성을 저해하고 고객들의 심기를 괴롭히는 부작용은 여전히 발생할 수밖에 없다는 숙제를 병원조직을 비롯한 각종 관료제 조직들은 여전히 안고 있다.

미국의 경우를 보면, 구글과 같은 IT 회사 조직은 피라미드구조와는 전혀 다른 방사선형 구조로 설계되어 있고, 대부분의 병원 조직구조는 관료제형 수직적 구조로 설계되어 있는 것을 볼 수 있다. 하지만 방사선형으로 구조화되어 있는 구글과 같은 조직도 실제 내부적인 운영은 관료제처럼 하고 있다는 비판도 있다.

따라서 병원의 조직 구조가 관료제형 피라미드 구조로 설계되어 있다고 하더라도 경영자가 그 부작용과 그로 인한 성과의 하락을 통찰할 수 있다면, 구성원의 동기유발이 억제되는 비인간화를 어느 정도는 예방할 수 있을 것이다. 예를 들어, 목적과 수단이 바뀌어 고객에게 괴로움과 고통을 주는 관료제적 속성을 극복할 수 있는 경영 기술, 교육 프로그램을 개발하고 제도를 혁신하는 것은 얼마든지 가능하다. 병원 경영자는 이것을 가능하게 할 수 있는 변혁적 리더십을 갖추고 있어야 한다.

서로 다른 질병 치료기술과 조직관리 기술

병원은 인간이 만든 조직 중에서 가장 복잡한 조직으로 알려져 있다. 다양한 전문 직종의 구성원들이 모여 있기 때문에 내부 구조가 기능적으로 복잡하고 2중적 지배구조가 형성되면서 메트릭스 구조의 형태를 띠기도 한다. 특히 투입물을 변환시키는 과정에서는 제조업과 달리 인간의 생명과 직결된 서비스를 생산하기 때문에 잘 발달된 조직 관리방식이라고 하더라도 그대로 차용해서 쓰는 데는 한계가 있다. 때문에 매우 특수한 조직으로서의 병원 조직 관리에 대한 깊이 있는 연구가 이루어져야 하는 것은 당연하다.

하지만, 아직까지 국내적으로 병원의 경영효과를 높이기 위한 규범적 조직 관리의 이론이나 모델이 존재하지 않는 것이 현실이다. 다수의 현장연구 결과에 의하면 조직의 구조는 성과에 10% 이상 영향을 미친다. 제대로 된 조직구조를 갖추지 못하고 조직을 구성하고 있는 4대 요소인 구조, 기술, 직무, 사람이 생산적 결속관계를 유지하지 못하면 그만큼 손해를 감수해야 할 것이다. 머리말에서 제시된 그림처럼, 조직의 구조가 갖는 복잡성, 공식화, 집권화-분권화 및 권력관계와 같은 속성들은 전략, 외부 환경, 규모, 기술 등의 변수와 결합되어 성과 달성의 주체인 구성원들의 태도와 감정에 중요하게 영향을 미치고, 그것은 성과에 중요하게 영향을 미친다.

유능한 인재들이 병원의 복잡한 보고체계만 단순화시켜주면 신나게 일하겠는데 위로, 또 옆으로 간섭하는 시어머니들이 많다보니 참다못해 조직을 떠나는 경우는 참 많다. 이처럼 조직의 구조가 구성원들이 활동하는데 편안함을 주지 못하고 거추장스러우면 조직의 성과는 떨어진다는 것을 체계적으로 논리적으로 알고 개선하려는 관리자들은 많지 않다. 많은 병원 관리책임자들이 그들의 주관적 시각을 바탕으로 조직의 구조를 개선하다가 오히려 부작용만 불러오는 경우가 많다. 실제 유능한 경영자라고 할지라도 조직의 구조를 개선하여 성공하는 예는 약 25% 수준에 불과하다고 한다. 병원의 경영자나 부서 관리자들이 얼마나 조직에 대하여 깊은 지식과 이해와 경험을 통한 통찰력을 갖추고 있어야 하는지를 잘 말해준다.

그럼에도 불구하고, 병원의 조직의 구조나 운영에 대하여 활발한 연구가 일어나지 않는 것은 그 분야가 돈이 되지 않기 때문이기도 하다. 질병치료나 예방과 관련해서는 천문학적인 투자가 이루어지고 있으나 그 기능이 작동해야하는 조직의 개발과 개선에 대해서는 관심이 뚝 떨어지는 것이 현실이다.

또한 의사인 병원 경영자들이 조직구조를 생산적으로 개발하고 조직을 관리하는데 있어서 갈등을 불러일으키고 신뢰를 잃고 실패하는 주된 이유는 그들이 가지고 있는 경력 배경 때문인 경우가 많다. 그들은 오랜 시간 동안의 교육훈련 과정에서 조직의 구조나 설계, 그리고 조직인으로서 행동하는 사람들의 감정을 생산적으로 다룰 수 있는 기회를 가져보지 못했다. 그들은 오히려 질병의 사소한 징후에도 매우 예민해야 하며, 최대한 빨리 환자를 치료해야 하는 기술을 발휘해야 하기 때문에 장기적인 조망을 요구하는 조직의 변화관리, 오랜 시간에 걸쳐 변화하는 인간행동의 통찰에는 서투를 수밖에 없다. 그래서 많은 병원장들이 단기성과에 몰입하다가 장기적 생존의 기회를 놓쳐 경영에 실패한다.

실제로 2천 8백여 개의 국내 병원이나 종합병원들 중 연간 부도가 나는 숫자는 연간 2백 개가 넘는다. 또 문을 닫는 동네 의원이나 한의원 숫자는 얼마나 많은가? 대한민국 최고의 수재들이었던 의사들은 왜 조직의 운영에 실패하는가? 어떤 의사들은 낮은 의료서비스 가격을 탓하지만 그 와중에서도 돈을 많이 버는 병원은 얼마든지 있다. 그렇다면 그들은 왜 상대적으로 큰 이익을 창출하는가? 조직 관리의 관점에서 본다면, 수익을 내는 경영자는 조직관리 실력이 높은 것이고, 수익을 내지 못하는 경영자는 조직 관리 실력이 떨어지는 것이다.

일단 한번 만들어진 조직은 마치 생물 유기체와 같은 특성을 갖기 때문에 개방적이 될 수밖에 없고, 외부 환경의 영향을 받으면서도 끈질기게 생존하려고 한다. 만들어지고 나서 스스로 죽고 싶어 하는 조직은 거의 없다. 이런 특성을 갖고 있는 조직을 죽게 만든다면 그 경영자는 신의 뜻에 의해 매우 운이 없거나. 아니면 조직을 관리하는 실력이 매우 부족하거나 둘 중의 하나일 것이다. 패배한 경영자의 변명은 필요 없는 세상 아닌가?

갈수록 종잡기가 어려운 외부환경의 변화에 부응하여 조직은 수시로 운영전략을 바꾼다. 전략이 바뀌면 당연히 조직의 구조와 형태를 바꿔야 하는 것은 당연하다. 병원을 둘러싸고 있는 환경이 바뀌고 병원 간 경쟁이 가열됨에 따라 병원들은 새로운 전략을 찾거나 선도 병원의 경쟁전략을 벤치마킹하여 다시 적용하려고 한다. 하지만 그 결과는 대부분 실패로 끝나는 경우가 많다. 왜 그런가? 전략만 바꿨지 그 전략의 성공을 뒷받침하는 직원들의 행동을 바꾸는 기저가 되는 조직 구조를 바꿀 생각을 못하기 때문이다. 챈들러의 주장처럼 "전략이 조직 구조를 이끈다."는 명제에 충실하지 않더라도 외부 환경이 변하고 그것을 돌파하기 위한 전략이 바뀌면 가장 먼저 해야 하는 일이 조직의 재설계를 통하여 구조를 바꾸고 관리방법을 변화시키는 일이다. 그래야 사람의 의도와 행동을 새롭게 바꿀 수 있다.

그렇다면 우리나라 병원 경영자들은 평소 얼마나 전략적으로 경영에 임하고 있는가? 다음 〈표 1〉의 체크리스트를 통해 확인해볼 수 있을 것이다. 만약 시장의 점유율을 지금보다 더 높인다든지, 매출을 더 높이기 위한 차별화를 시도하지 않는다면 굳이 전략적 안목을 가질 필요가 없을 것이다. 그러나 그런 관리 행동은 곧 시장에서의 쇠퇴를 의미하는 것이다.

하지만, 국내 대부분의 병원 조직 관리자들은 이와 같은 기초적인 대응도 잘 하지 못하는 것 같다. 조직 생애주기의 변화에 따라서도 기본적으로 바뀌어야 할 조직의 구조와 설계 및 각종 제도가 바뀌지 않고 그대로 유지되는 것을 볼 수 있다. 조직의 관리와 구성원들의 태도와 행동을 성과 지향적으로 개발시켜나가는 것은 경영자에게는 가장 기본적인 역할이다.

〈표 1〉 전략적 안목과 비전략적 안목의 비교

구분	전략적 안목	비전략적 안목
조직 전략	장기적 조직 사명을 분명히 공표한 공식적 문서가 갖추어져 있고, 구성원들에게 그 내용을 잘 교육시켜서 대다수 직원들이 인지하고 있음.	공식적으로 문서화되지 않고 구성원들이 잘 모름.
경쟁우위	기회가 나는 대로 조직 내부 전체에 전략적 경쟁을 강조하며, 업계에서 최고가 되어야 한다는 것을 의도적으로 강조함.	장기적인 비전을 제시하지는 않으면서 무조건 나를 따르라고만 함.
조직구조	유연구조를 만들고 이에 대한 적응을 강조하며 열린 수평적 의사소통을 시도함.	경직된 수직적 구조로 현상을 유지하려고 하며, 하향적 의사소통을 당연한 것으로 여김.
조직개발	새로운 서비스의 개발에 큰 관심을 보이며 이의 원활한 공급을 위한 마케팅과 인사관리의 혁신을 강조함.	경쟁자들이 이미 만들어 놓은 좋은 아이디어를 응용할 것을 강조함.
이윤	지속적으로 시장점유율 증가를 통한 성장을 강조하면서 미래의 더 큰 이익을 염두에 둠.	늘 쫓기듯이 단기 이익만을 강조함.
인사관리	직원의 장기적 경력개발과 개인의 발전을 강조하며, 노동력을 귀중한 자원으로 인식함.	늘 임시변통식의 고용을 하려고 하고, 노동력을 일시적인 상품으로 인식하며 필요시마다 해고함.
문제해결	미리 일어날지도 모를 문제를 찾아내려고 하고, 협력적인 방법으로 문제의 해결책을 찾으려고 함.	문제가 발생하면 희생양부터 찾음.
관리유형	장기적 안목에서 의사결정 및 다차원적 전략적 사고를 강조함.	단기적 안목으로 매일매일 닥쳐오는 불끄기만을 강조함.

기본적 조직 관리의 방향

결국 조직의 성과가 구성원들의 행동으로부터 나온다면, 병원 경영자는 구성원들의 욕구를 정확하게 파악하고 맞춤식 관리의 방향성을 갖고 있어야 한다.

◉ 직원이 조직에 바라는 중요한 요구사항

- 안정성
- 하고 싶은 일을 하는 것
- 가족 같은 상사와 동료
- 자신의 일에 대한 인정
- 우수한 복지 및 양호한 근무환경
- 상대적으로 많은 급여
- 적당한 근무시간 및 노후 보장
- 지속적 교육훈련을 통한 경력 개발

◉ 효과적인 관리 기법

- 모든 직원의 인격을 존중하고 프로로 대한다.
- 중요한 사항에 대하여 직원의 의견을 구한다.
- 직원을 너그럽게 대하고 칭찬을 아끼지 않는다.
- 조직 내 소통이 원활하다고 생각하도록 만든다.
- 재배치 전에 반드시 상담을 실시한다.
- 복지에 노력하고 있다는 인상을 준다.
- 평가 규정을 정확하게 지키되 정이 스며들도록 한다.
- 경력을 쌓아주는 교육을 한다.
- 안정감 있는 작업환경을 만든다.

| part 3 |

조직 관리의 핵심은 성과

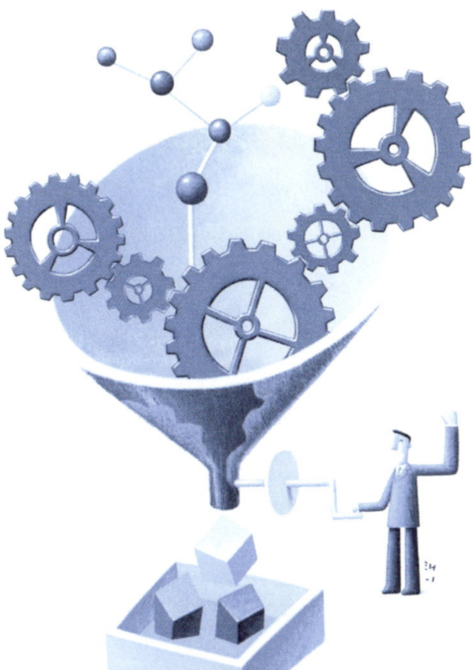

조직의 사회적 중요성

조직은 주로 산업혁명 이후에 생겨난 공장들을 중심으로 체계적으로 개념이 정립되기 시작하여 오늘날 인간의 삶에 있어서 중요한 영역으로 자리를 잡게 되었다. 인간은 조직을 떠나서는 살기 어려울 정도로 조직과 밀접한 관계를 맺고 있는 것이 사실이다. 병원 조직에서의 탄생, 학교 조직에서의 교육, 조직에서의 직장생활, 종교 조직에서의 종교 활동, 병원 조직에서 질병 치료 또는 사망에 이르기까지 이론적으로나 실무적으로 조직은 개인의 삶이나 국가 운영에 있어서 중요한 위치를 차지하고 있다. 어느 사회에서든지 조직이 중요시되는데 그 이유를 살펴보면 다음과 같다.

첫째, 조직은 그 목적을 달성하기 위해 자원을 결합하고 투입보다는 큰 결과를 산출하려고 한다. 사람들은 질병을 치료하기 위해서 의료서비스를 필요로 하며, 그 목적을 달성하기 위해서 병원을 설립한다. 병원 조직은 질병에 노출된 환자 한 명을 치료하기 위해 의사, 간호사, 의료기술자, 행정직원 등 다양한 부문 전문가의 협동적 노력을 이끌어낸다. 만약 병원 조직이 없다면 인간의 건강유지나 질병 치료가 매우 어려울 것이라는 것을 알 수 있다. 국가는 그것이 필요로 하는 만큼의 충분한 노동력을 확보하고 보존하기 위해 의료기관 조직의 설립을 허용하고 지원한다.

둘째, 인간의 삶에 꼭 필요한 제품과 서비스를 생산한다. 인간은 생을 영위하기 위해서 수많은 재화를 요구한다. 조직은 다수의 인간에게 동시에 판매가 가능한 빵을 만들어내기도 하고, 수송을 위한 비행기를 만들기도 하며, 병원 조직에서는 환자 치료를 위해 의료서비스를 생산한다. 이처럼 다수의 인간이 필요로 하는 재화나 서비스는 개인 단위보다는 조직 단위에서 생산이 이루어진다.

셋째, 제품과 서비스의 질을 높이기 위해 더욱 혁신적인 방법을 추구한다. 조직은 외부와의 끊임없는 상호작용을 통하여 혁신의 동기를 찾게 되는데 가장 기본적인 동기는 고객들의 제품과 서비스에 대한 개선 요구이다. 조직은 기존의 제품이나 기술을 버리고 고객이 요구하는 새로운 것을 달성하기 위해 혁신을 수행한다. 혁신은 새로운 방법의 적용과 창의적 고안을 통하여 이루어지고 이것은 사회적으로 큰 파급력을 갖는다. 지금으로부터 20년 전 삼성그룹의 이건희 회장은 사내 간부들과 가진 간담회에서 삼성의 혁신에 드라이브를 걸기 위해 "마누라만 빼고 다 바꿔야 한다."고 주장했고, 이것은 사회 전반에 큰 반향을 불러일으켰다. 지금도 혁신을 제대로 추진하기 위한 상징적이고도 함축적인 말로 널리 통용되고 있다. 그러나 이건희 회장은 당시 혁신이란, 구호보다는 실천이라는 점을 강조했다. 작은 실천이 곧 혁신이라는 것이다. 그만큼 새로운 것을 구호로 외치기는 쉽지만 그것을 실제로 행동으로 옮기는 것은 너무 어렵다는 것을 이 회장도 잘 알고 있었다. 그래서 이 회장은 당시 간담회에서 다음과 같이 실질적인 혁신의 예를 들었다. 그것은 정신운동을 위해 하루 세끼 식사를 두 끼로 줄여보는 것, 신문을 열심히 읽는 것, 잠을 6시간 이하로 줄이는 것 등을 실천하는 것 등으로, 이런 간단한 실천이 개인들이 기존의 행동을 바꿀 수 있는 혁신의 출발점이라는 것이다.

넷째, 조직은 환경의 영향을 받고 적응해가지만, 환경에 영향을 미치기도 한다. 조직은 자신의 생존이나 발전을 위한 방향으로 법률을 개정하도록 압력을 행사하거나 정책을 바꾸는 것과 같은 영향력을 행사한다. 우리나라에서는 전국경제인연합회, 상공회의소, 중소기업연합회, 병원협회, 의사협회 등이 이와 같은 일을 활발히 전개하고 있다.

다섯째, 조직은 목적을 달성하기 위한 활동을 통해 주주, 고객, 직원과 같은 이해관계자들을 위한 가치를 창출한다. 조직은 수익을 높이는 활동을 통해 주주에게 더 많은 혜택이 돌아가도록 하며, 사회에 대한 공헌을 수행하기도 한다. 내부적으로는 직원을 위한 복지수준도 향상시킴으로써 그들의 동기를 유발시키기도 한다.

여섯째, 조직은 사회적 자원 동원에 대한 반대급부로 윤리성을 확보하는 것을 비롯하여 각종 사회적 책임을 완수해 나간다. 사람들은 병원에 대하여 질병을 치료해주는 좋은 면도 생각하지만, 유해한 폐기물을 만들어내는 골치 아픈 조직으로 인식하기도 한다. 의료폐기물 중에는 그 처리가 부실할 경우 사람의 생명에도 위험한 영향을 미칠 수 있는 나쁜 것들도 있다. 따라서 각 지역에서 의료폐기물 처리장이 들어오는 것을 극구 반대하게 된다. 이에 대하여 병원은 의료폐기물 처리 지역에 대한 문화사업 투자와 같은 일을 통하여 윤리성을 확보하려고 애쓰게 된다.

성과주의 도입의 배경

현대는 경쟁사회이다. 경쟁사회에서 개인이나 조직의 성공을 나타내는 중요한 개념들 중의 하나가 성과(performance)이다. 어떤 조직이든지 성과의 질과 양을 통해서 평가받는다. 모든 경영자들은 높은 성과를 달성하기 위한 방향으로 조직을 운영해나간다. 조직 운영을 통해 성과를 달성하기 위한 기초적인 방법은 첫 번째로 목표를 정하는 것이다. 성과를 측정하는 것은 목표를 정하고 그 목표를 달성하는 것으로부터 비롯된다. 삶을 살아가는 개인이든지 조직이든지 목표가 없으면 성과도 없다. 어떤 조직이든지 목표를 정하고 그 목표를 달성할 수 있도록 주도적인 역할을 하는 사람은 과연 누구인가? 그가 바로 경영자이고 리더이다.

그렇다면 조직에서 직원으로 일을 하든지 아니면, 자기 자신의 사업을 하든지 한 개인을 이끌어가는 것은 누구인가? 그것은 바로 자기 자신일 수밖에 없다. 그런데 사람이 1년 365일 동안 긴장하면서 똑바른 의식을 가지고 자신을 이끌어간다는 것이 쉬운 일이 아니다. 때문에 자기 스스로 자신을 이끌어가는 데에도 목표에 의한 관리가 반드시 필요하다. 밤에 잠들기 전에 "내일은 무엇을 해야 하나?" 또는 아침에 일어나서 "오늘은 무슨 일을 해야 하나?" 하고 매번 긴장하고 의식적으로 목표를 세울 수는 없는 일이다. 때문에 1년이나 또는 6개월, 아니면 1개월 치의 목표를 미리 세워놓고 그 목표를 달성하기 위한 노력을 기울이도록 해야 효과적이다. 즉, 어떤 개인의 일도 대단위 목표, 중간 단위 목표, 소단위 목표를 단계적으로 세우고 그 목표들을 달성할 수 있는 세부적인 전략들을 미리 세워놓고 눈으로 확인하면서 추진해 나간다면 그것을 갖지 않는 것보다는 훨씬 더 성공적이 될 수 있다. 따라서 경영자는 조직 구성원들이 최선을 다해서 직무행동을 수행하고 싶어 하는 목표를 설정하는 것이 경영을 성공시키기 위한 첫걸음이다. 1960년대에 이미 피터 드러커 박사는 목표에 의한 관리제(MBO ; Management by Objective)를 창안하여 관리자들이 직원들 행동에 일일이 간섭하는 것보다 목표가 직원들을 이끌어가도록 하는 것이 훨씬 효과적이라고 주장한 바 있다.

어떤 조직이든지 또는 개인이든지 목표를 달성하기 위해서는 필요한 자원을 조달하고 활용하면서 과업을 수행해 나간다. 여기에는 일정한 시간과 노력이 필요하다. 그러므로 과업 수행의 결과, 즉 성과를 강조하는 것은 당연한 일이다. 성과를 높이는 것은 크게는 조직 전체의 성공을 의미하고 작게는 그 작업에 참여한 집단과 개인의 성공을 의미하기도 한다. 반대로 조직 전체의 실패는 집단이나 개인의 실패이다. 때문에 조직에 속해있는 모든 개인은 성과를 내야 한다는 의식을 가지고 있어야 하며, 성과를 내기 위해서는 목표 지향적 행동을 해야 한다.

대개 조직을 이루고 있는 기능 집단들은 자신이 속해 있는 부서의 성공을 위하여 열심히 일한다. 그러나 열심히 일하는 것만으로는 조직이나 개인의 성공을 보장할 수 없다. 생산의 목표는 초과 달성했지만 그것이 소비자에게 판매되지 못하고 창고에 쌓여있다면 성공이라고 볼 수 없다. 부부가 열심히 돈을 벌고 가정을 돌보고 아이들이 열심히 공부를 한다고 해서 그 가정이 성공적이라고 할 수 있는가? 그 가족에 대한 사회적인 평가 또한 중요하다. 아이들의 친구관계나 건강 등도 중요한 가정 성공의 요인이다.

이처럼 조직 전체의 성공은 기능부서의 성공의 총합이라기보다는 기능 간 연결의 네트워크 차원에서 이해되어져야 하는 시대이다. 약한 곳을 강하게 만들어주면 전체 조직의 성과는 올라간다. 최고의 항해사가 조종하는 배라도 구멍이 나면 합심해서 구멍을 메워야 배가 제대로 갈 수 있다. 이와 같이 조직에 대하여 종합적 조망을 하고 처치를 해야 성과를 높일 수 있고 그와 같은 일을 하도록 역할을 부여받은 사람이 바로 조직 관리자이다.

성과의 기준은 여러 가지로 형태로 표현되는데 대개는 효과성(effectiveness), 효율성(efficiency), 생산성(productivity) 등으로 나타낸다. 효과성은 목표에 대한 달성 정도이고, 효율성은 투입에 대한 산출의 비율을 나타낸다. 생산성은 투입 요소별로 다르게 나타낼 수 있다. 또한 성과는 분석 수준에 따라서 개별 구성원의 성과, 부서나 집단의 성과, 조직 전체의 성과 및 사회적 성과로 나눌 수 있다. 병원 경영자는 수시로 경영분석을 통하여 주요 성과지표인 안정성 지표, 수익성 지표, 활동성 지표, 성장성 지표 및 의료원가를 도출하고 그것들을 기반으로 조직관리 수준을 조정해나가야 한다.

과거 20년을 보면 유럽에서 생산성(productivity)은 하향곡선을 그린 반면 미국과 캐나다에서는 상승세를 보이고 있다고 한다. 이 때 생산성이란 개인이 노동을 통하여 창출하는 부가가치를 의미하는데, 이들 두 나라의 높은 생산성은 기계로부터 온 것이 아니라 바로 사람으로부터 비롯된 것이라는 점을 깊이 인식하는 것이 중요하다. 성과가 사람으로부터 비롯된다는 것은 작업흐름에 대한 설계, 유지, 관리 및 장치에 대한 작동의 주체가 바로 사람이라는 것을 의미하는 것이다. 아무리 훌륭한 장비도 사람의 운용능력과 창의성이 가미되지 못하면 큰 효과를 낼 수 없다. 훌륭한 제품 역시 그것을 잘 판매할 수 있는 능력을 갖춘 사람이 없으면 빛을 보기 어렵다. 한 가정에 돈이 많다고 해서 행복이 보장되는 것이 아니다. 아버지가 판사나 의사라고 해서 구성원들의 행복이 보장되고 자녀들의 정신과 육체가 건강하게 성장하는 것도 아니다. 한 가정의 행복은 기본적으로 구성원 간에 사랑과 인간다움을 깊이 느끼고 나눌 때나 가능한 것이다.

[그림 7] 성과주의 경영의 개념도

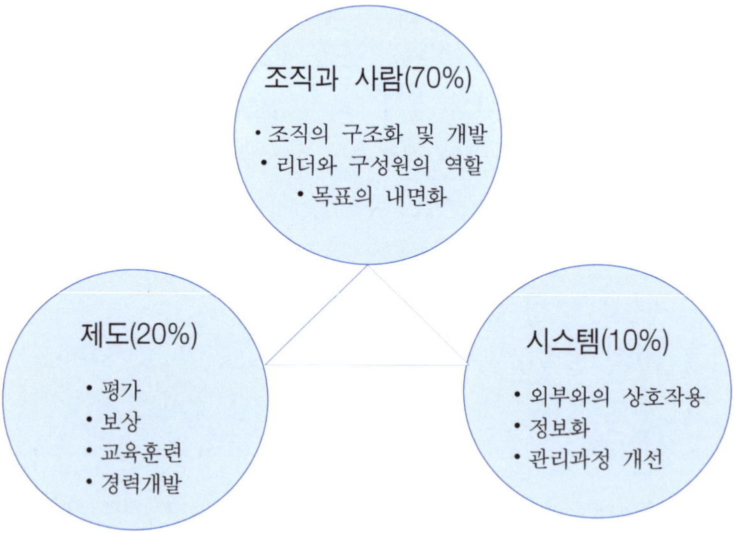

오늘날 사회 전반에는 성과주의 경영이 만연되어 있지만, 조직에 몸담고 있는 각자 개인이 책임의식을 가지고 효과적으로 일하지 못한다면 높은 성과를 가져오기 어렵다. [그림 7]에서 보는 것처럼 성과를 도출하기 위한 성과주의 경영의 기반은 주로 조직과 사람, 제도 및 시스템으로 이루어져 있다. 이때 성과에 영향을 미치는 정도는 조직과 사람 70%, 제도 20%, 시스템 10% 정도로 알려져 있다. 제도는 주로 평가와 보상과 관련된 제도를 말하며, 시스템은 주로 IT와 접목되어 발전하고 있다. 조직과 사람의 부분에서 차지하는 구성 요소를 보면 조직의 구조와 개발, 리더의 혁신능력이 약 60%, 조직 구성원 개인의 역량이 약 40%를 차지한다. 그러나 리더의 혁신역량이 아무리 뛰어나다고 할지라도 그것을 현장에 적용하여 성과를 높일 수 있는 선진화 된 조직구조와 그 구조의 특성에 잘 맞는 맞춤식 구성원을 갖추고 있지 못하다면 소기의 성과를 거두기 어렵다. 즉, 공격적 조직을 구축하고 싶으면 능동적이고 적극성이 높은 인력을 많이 보유하고 있어야 할 것이다. 반면에 안정적 조직을 구축하고 싶은데 너무 능동적이고 적극성이 높은 사람들로 조직을 채운다면 조직은 안정을 기하기 어렵다.

조직에서 성과란 무엇인가?

성과 또는 생산성에 대한 논란은 여러 가지 차원에서 일어나고 있다. 최근에 일본이나 유럽에서 생산성 개념은 요소별 투입과 산출이라는 물리적 지표를 극복하고 '심적 태도 또는 마음가짐(attitude in mind)' 이라는 데까지 발전해 있다. 이와 같은 주장이 제기되는 이유는, 오늘날 너무 빨리 변화하는 조직의 내·외부 상황에 대하여 얼마나 새로운 기술과 새로운 방법을 적용하려고 노력하는지가 장기적으로 조직의 건강한 생존을 위하여 더 중요하게 여겨지고 있기 때문이다. 이러한 변화는 바로 인간의 진보에 대한 신념으로 요약될 수 있다. 또 패러다임의 변화로 해석할 수도 있다.

상황변화에 대한 대응 차원에서 조직 경영에서는 포괄적으로 성과의 개념을 다음과 같이 범주화하고 있다는 것을 이해할 필요가 있다.

첫째, 직접고객의 만족

둘째, 고객만족의 내용

셋째, 조직의 발전

넷째, 사회적 기대에 대한 부응

1. 직접 고객의 만족

조직은 고객을 만족시키기 이전에 우리에게 고객은 과연 누구인지를 정확하게 정립하고 있어야 한다. 예를 들어, 많은 공무원들은 자신들이 국가와 국민을 위하여 열심히 일하고 있다고 생각한다. 그러나 그 열심히 일한 결과로써 누가 만족을 하느냐가 중요하다. 단지, 자신의 상사만 만족하는 것은 아닌가? 혹시 단순히 퇴근 시간을 넘겨 서류작업에 열심히 매달리면서 시간을 보냈다는 것만으로 자기 스스로 만족하고 있는 것이 아닌가? 하는 의심을 가져보아야 한다. 병원 경영에서 직접고객의 만족과 관련하여 성과가 높다는 것은 병원을 방문한 고객들의 종합적인 만족도가 지속적으로 상승을 하거나 경쟁병원에 비하여 상대적으로 만족도가 높은 경우를 말한다. 조직 관리자는 이것을 달성해내야 한다. 병원 조직의 구성원들이 권위주의적인 병원장이나 관리자들을 의식하면서 일을 하는 경우 고객만족도는 잘 올라가지 않는다.

일을 하는 데 있어서는 반드시 대상이 있다. 그것은 바로 그 일의 영향을 받는 직접고객이다. 예를 들어, 의사에 대한 환자는 직접고객이다. 조직이 성공하기 위해서는 직접 고객을 만족시키는 것이 가장 중요하다. 조직 구성원으로서 고객만족을 성공시키기 위해서 가장 먼저 해야 할 일은 과연 우리 조직의 정확한 고객은 누구인지를 확인하는 일이다. 때문에 사업을 하는 개인이나 조직은 항상 "우리 병원의 고객은 누구인가?" 라는 질문을 해보아야 한다.

이것은 언뜻 보면 누구나 알고 있는 당연한 문제 같지만 실제 행동에서는 그렇지가 못하다. 은행도 고객이 정확하게 누구인지를 망각함으로써 쇠퇴하는 경우가 많다. IMF 구제금융 위기 이후 문을 닫은 은행들을 보면 고객에 대한 개념의 정립이 명확하지 못했던 것을 알 수 있다. 사실 은행은 돈을 맡기고 싶은 사람과 돈을 빌려 쓰고 싶어 하는 사람들을 중간에서 잘 연결시켜 주는 중개기술에 의하여 운영되는 시스템이다. 따라서 1차적으로 은행의 고객은 예금자와 대출자가 된다. 은행들이 망하는 경우를 보면, 이들이 핵심 고객들 중에서도 은행에 수익을 안겨주는 대출자들에 대한 서비스관리를 소홀히 한 측면이 크기 때문이다. 우리나라 은행들은 조직의 이익과 별로 관계없이 은행 내부 직원들에게 대출시 특혜를 주거나 정치인들이나 관료들의 비위를 맞추는 데 익숙해 있다. 또 종업원들의 생산성과 관계없이 급여를 과도하게 인상하는 것과 같은 비정상적인 일에 너무 몰두함으로써 많은 은행들이 사회로부터 비판받고 있다.

많은 고객들은 은행들이 외부고객 만족의 극대화를 위하여 무엇을 할 것인지를 생각하기보다는 편법으로 수당이나 더 올릴 방법을 찾는 경우가 많다고 생각한다. 때문에 고객들은 그런 은행에 대하여 불만일 수밖에 없다. 망한 은행들 대부분은 고객의 만족보다는 자신들만의 만족을 극대화시키는데 매달린 경향이 크다. IMF 구제금융 이후 은행들의 태도가 좀 달라진 것 같지만 과거의 잘못된 관행들이 고쳐지고 있다고 보는 고객은 많지 않다.

마찬가지로, 우리나라에서 병원들의 고객만족도는 여전히 50%를 조금 넘는 수준이다. 병원들은 과거보다 훨씬 더 서비스관리에 최선을 다하고 있는데 병원들에 대한 소비자 만족도가 너무 낮다고 불평할 수 있다. 그러나 이유는 간단하다. 높아지는 소비자의 기대치나 욕구에 미치기 못하기 때문이다. 이와 같은 현상은 앞으로 어떤 결과를 가져올 것인가에 병원 관리자들은 주목해야 한다. 사회와 소비자들은 끊임없이 병원과 병원진료를 대체할 수 있는 무엇인가를 찾아내려고 한다는 점이다. 한때 한의사들은 보약을 비싸게 지어서 판매함으로써 많은 부를 축적했다. 그러나 건강보조식품과 같은 보약의 대체품이 끊임없이 개발됨으로써 한의사들의 수익은 급격히 줄어들었다. 보약을 대체할 수 있는 뛰어난 건강보조식품들이 개발되고 많이 팔릴 수 있었던 이유 중에 하나는 한의사들이 부를 축적하는데 비해 소비자들에 대한 배려와 서비스는 바닥이라는 반감이 있었기 때문이다. 우리 사회에서 의사집단이 사회적으로 권위 있는 전문직으로서 부러움의 대상인 것은 맞지만, 사회로부터 결코 존경받는 집단은 아니다. 일부 진료과목에서 비윤리적인 의사들은 사람의 건강, 생명, 미용 등을 빌미로 너무 많은 폭리를 취한다는 경멸의 시각이 있는 것도 사실이다.

타인으로부터 받은 만족과 감동은 그것을 재생산하는 특징을 가지고 있다. 기대하지 않은 작은 서비스를 받은 사람들은 대개는 그것을 크게 확대해서 칭찬하는 말을 하게 된다. 그것은 마치 나비 한 마리가 태풍을 일으키는 것과 같은 효과를 가져 오기도 한다. 고객이 전혀 기대하지 않은 허를 찌르는 깜짝 놀랄 서비스 그것이 사람들을 감동시킨다. 조직 구성원 모두는 이 허를 찌르는 것과 같이 고객만족과 감동의 주체여야 한다. 그래야만 고객만족이라는 성과를 기대할 수 있다. 그러나 현재 우리나라 병원의 관료제조직이나 수직적 계층구조 하에서는 고객들이 원하는 만족의 수준을 달성하기가 쉽지 않다. 구성원이 종속되지 않고 일한다는 느낌, 상사에게보다는 고객에게 충성해야 한다는 인식이 구성원들의 머릿속에 꽉 들어찰 수 있는 조직구조와 과정으로 변하지 않고서는 어려운 일이다.

2. 고객만족의 내용

병원 조직에서 구성원들이 고객을 만족시켜야 하는 것이 사명이라는 것을 깨달았다고 가정을 하면, 그 다음에 해야 할 일은 구체적으로 무엇을 만족시켜야 할 것인가? 하는 것이다. 이것은 고객만족의 내용으로서 조직과 고객만족을 연결시켜 주는 중요한 매개체이기도 하다. 고객에 대한 품질의 요소, 서비스 요소 및 조직 이미지가 바로 그것이다. 총체적으로 고객만족의 내용은 고객만족의 지표를 말하는데, 그것은 질적인 측면과 양적인 측면이 혼재되어 있다. 질적인 측면은 품질의 요소와 서비스 요소를 일부 포함하고 있으며, 양적인 측면은 조직의 이미지와 서비스 요소를 일부 포함하고 있다.

첫째, 진료의 품질은 경쟁력을 결정짓는 중요한 요소이다. 따라서 모든 조직이나 사업에서 좋은 품질이 필요하다는 점은 점점 더 명백해지고 있다. 그러나 생산자 편에서 품질을 평가하려고 해서는 반드시 고객만족에서 실패한다. 생산자 편에서 보는 품질은 보통 제품의 기능에 따른 적합도이지만 고객의 편에서 보는 품질의 중요한 요소는 제품이나 서비스의 효용성, 내구성, 적합성 및 개성의 존중 등으로 서로 다르기 때문이다.

효용성이란 인간의 욕망을 충족시켜주는 정도이다. 즉, 컴퓨터는 컴퓨터로써, 자동차는 자동차로써 본래 기능을 다할 수 있는 완벽성을 갖추고 있어야 한다는 뜻이다. 내구성은 소비자들이 용인할 수 있는 사용기간을 말한다. 세계적인 품질 대상인 말콤 볼드리지 품질 대상에서는 품질 대상의 심사 시 7가지 분야에서 192가지의 질문을 하는 것으로 유명하다. 그 기본적인 7

가지 질문이란 다음과 같다.

- 가시적인 품질문화를 창조하고 유지하려는 리더십
- 품질의 개선과 계획에 필요한 정보의 수집과 분석의 유효성
- 품질에 대한 요구를 전략계획과정에 효과적으로 통합하는지의 여부
- 품질 향상을 위해 인력의 잠재력을 최대한 성공적으로 활용하는지의 여부
- 보증품질관리를 위한 시스템의 유효성
- 계량적인 척도로 나타난 품질개선의 결과
- 고객의 요구를 정의하고 충족시키는 고객만족시스템의 유효성

둘째, 서비스는 한쪽 편이 상대방에게 제공하는 효익(效益)이나 활동으로써 그것은 기본적으로 무형적이며 어떤 것의 소유로 귀결되지 않는다. 서비스의 생산은 물질적인 제품과 연결될 수도 있고 그렇지 않을 수도 있다. 일상생활에서 서비스 요소는 소비자의 감정과 많이 연결되어 있다. 쉽게 말하자면 기분문제인 것이다. 어떤 식당은 음식은 맛있게 요리를 하지만, 음식을 나르는 종업원의 태도나 교양 없는 말씨는 고객의 기분을 언짢게 만들고 그것이 음식 맛까지 감소시키는 부정적 효과를 가지고 온다. 병원에서 의사가 아무리 병을 잘 고치더라도 의사나 간호사의 태도가 불손하면 병이 낫는 것에 관계없이 고객들은 기분이 나빠진다. 그래서 "예절(禮節)은 진실보다 앞선다."는 말은 늘 진리이다.

서비스는 그것이 생산되는 과정에서 여러 가지 노동이나 활동이 포함되는데, 이것들은 대체로 인간의 욕망을 직접적으로 충족시켜주는 특징을 가지고 있다. 의사나 간호사가 한마디라도 더 걱정을 해주면 환자들은 감동한다. 또한 서비스는 생산된 곳에서 바로 소비되며, 인간의 생명에 직접 관여하는 바는 적다. 그리고 서비스 노동은 반드시 생산수단을 필요로 하지는 않으며 사람의 눈에 잘 띄지 않는 측면도 지니고 있지만 사람의 감정을 자극하는 것과 직결되어 있다. 오늘날에는 감정서비스라는 개념이 생겨나고 있을 정도로 인간의 감정과 결부된 서비스가 증가하고 있기 때문에 이와 관련된 전공을 공부하고 있는 대학생들은 미리부터 고객의 감정에 잘 부응할 수 있는 원리나 태도, 기술을 익히는 것이 중요하다. 병원에서 제공되는 의료서비스의 품질은 서비스를 제공하는 인력 그 자체이기 때문이다. 앞으로는 의학과나 간호학과 등 보건의료분야 지원자들에 대하여 인·적성 검사를 하겠다고 한다. 한참 늦었지만 바른 방향이다.

셋째, 마케팅 측면에서 판매자나 서비스 제공자의 브랜드 이미지는 개인이나 집단이 어떤 대상을 바라보는 방법을 말한다. 이들의 이미지를 구성하는 두 가지 요소는 가시성(visibility)과 호의성(favorability)이다. 이것은 인지도와 평판을 말한다. 시장에서 성과를 거둔다고 하는 것은 바로 높은 인지도와 높은 평판을 얻는 것이라고 할 수 있다. 이러한 요소는 서비스의 질이나 홍보와 직접적인 관련성이 있다. 서비스의 질이 좋으면서 홍보를 잘하면 가시성과 호의성은 높아진다.

그러나 개인이든 조직이든 현재 가지고 있는 좋은 브랜드 이미지도 미래에까지 항상 좋을 것이라는 보장은 없다. 앞으로도 계속 좋은 브랜드 이미지를 유지하기를 원한다면 변화하는 환경을 잘 읽고 전략적인 노력을 기울일 것이 요구된다. 병원 조직의 경우 진료기술이나 고객을 대하는 방법에 있어서 혁신성, 고객에 대한 차별화된 친절, 기능부서 또는 구성원 간 높은 상호작용을 통한 통합성, 구성원들의 높은 전문지식 등이 포함되어야 할 것이다.

3. 사회적 기대에 대한 부응

조직은 사회적 요구와 필요성에 의해 만들어진다. 때문에 조직이나 그 최고책임자가 사회적으로 좋은 평판을 유지하는 것은 성과에 중요하게 영향을 미친다. 하지만 우리나라 각종 조직의 경영자에 대한 일반 사회의 신뢰 수준은 별로 높지 않다. 이것은 조직의 책임자들이 사회의 기대에 제대로 부응하고 있지 못하며, 그것은 궁극적으로 진정한 리더로서의 자질을 갖추고 있지 못하다는 것을 의미한다. 이런 상황은 조직의 입장에서는 매우 불행한 일이다. 조직은 어떤 조직이든지 좋은 평판을 얻고 싶어 한다. 그런데 관리자의 무능력이나 비윤리성으로 인하여 조직의 평판이 깎이는 것은 조직에게 불행하다. 즉 조직을 구성하고 있는 모든 구성원들에게 매우 불행한 일이다. 평판이 나쁜 조직의 구성원들에게 성실하고 열심히 일할 것을 기대하기는 어렵다. 조직의 생산성이 낮아지면 사회 전체의 성과도 덩달아서 떨어진다. 조직관리 책임자들의 책임의식 확립이 요구되는 대목이다.

얼마 전 한국능률협회가 조사한 바에 따르면, 우리나라 CEO 및 경영학과 교수 100명을 대상으로 CEO의 자질에 대하여 평가한 결과 공익적 요소가 가장 미흡한 것으로 나타났으며, 이것이 대중들로부터 진정한 리더로 인정을 받는데 중요한 장애요소가 된다고 지적했다. 그 내용들을 보면 다음과 같다.

첫째, 국내 CEO들의 자질을 경영이념 등 '인간적 요소', 경영능력 등 '경영관리 요소', 사회공헌 등 '공익적 요소' 등 세 가지 측면에서 평가할 때 공익적 요소는 100점 만점에 60점에 불과한 것으로 나타났다.

둘째, 경영능력 등 '경영관리 요소'는 75.1점, 경영이념 등 '인간적 요소'는 72.5점으로 이 분야도 전반적으로 낮게 평가되었다.

셋째, 설문에 응답한 CEO와 교수들은 바람직한 경영자상으로 '미래지향적 창조적 혁신가'(67%)를 가장 많이 꼽았으며 '정직하고 투명한 윤리성의 실현자'(29.7%)를 든 경우도 적지 않았다.

넷째, CEO가 기업가 정신을 발휘하는 데 있어서 가장 큰 장애요인으로는 단기성과 등 평가체계(27.4%), 정부의 법적 규제(19.7%), 위험과 실패에 대한 반감(17.1%), 관료주의(16.2%), 보상체계(11.1%) 등으로 지적되었다. 이 지표들은 분명히 조직의 구조화와 관리의 문제와 직결되어 있다.

이처럼 우리나라에서 CEO들에 대한 사회적 평가가 매우 비판적인 것에 대하여 호리바 마사오(1924년 교토에서 출생했고 사업가이며 저술가이다. 학생 벤처의 개척자로 알려져 있다.)가 주장하는 리더들이 갖추어야 할 신념체계는 여러 가지 측면에서 시사하는 바가 매우 크다고 하겠다.

첫째, 자신의 신념과 가치관을 명확히 해야 한다. 과연 '무엇을 위하여 회사를 설립하였는가?, 자신이 설립한 회사로 무엇을 실현하고 싶은 것인가?, 자신이 설립한 회사가 목표로 하는 사회적인 포지션은 과연 무엇인가?' 이러한 명제에 대하여 명확한 신념을 가지고 있지 않다면 회사는 단순히 돈을 버는 도구가 되어버린다. 회사를 이끌어 가는 리더는 회사라는 것을 커다란 꿈과 목표를 실현하기 위한 수단으로 생각하는 자세가 중요하다.

회사를 운영하면서 '그럭저럭 꾸려나갈 수 있어서' 라든지, '돈을 벌 수 있을 것 같아서' 라든지 하는 발상은 사회적으로는 매우 위험하다는 것이다. 병원을 설립하고 운영하고자 하는 경영자들에게도 무엇보다도 중요시되는 것은 자신의 신념, 명확한 가치관이다. 하지만 내가 만나본 병원 구성원들의 의견에 따르면, 자신이 근무하는 병원의 최고경영자가 이와 같은 분명한 신념이나 가치관을 갖고 있지 못했다. 관리자들의 이와 같은 조직화 태도는 그 조직에 근무하는 구성원들의 의식도 직장생활을 그저 먹고 살기 위한 돈벌이의 수단쯤으로 생각하게 만든다.

둘째, 자신의 가치관을 상대방에게 이해시켜야 한다. 단 한 사람만으로는 회사를 설립할 수 없다. 공동 경영자나 투자자, 사원 등의 파트너가 있어야 비로소 성립되는 것이 회사이다. 그러나 단지 '돈만 벌면 그만!'이라는 마인드로 뭉친 파트너들은 회사가 곤경에 처했을 때 손바닥 뒤집듯 배신하거나 회사를 떠나고 만다.

반면에 그 경영자의 신념과 꿈에 매료되어 협력하려는 파트너는 약간 고생이 되더라도 거기에 호응해 준다. 그래서 파트너를 구할 때는 그들에게 자신의 꿈을 잘 이해시켜야 한다. 할 수 있는 것과 할 수 없는 것, 일생을 걸고서라도 꼭 하고 싶은 것 등을 솔직하게 그리고 가능한 한 정확한 언어로 전달할 수 있을 때에 비로소 귀중한 파트너를 구할 수가 있다. 우리나라에서 이와 같은 의지를 가지고 병원을 설립하고 운영하는 경영자가 과연 몇이나 되는가?

셋째, 가치관과 대립되는 일이 있으면 철저히 싸우는 것이 옳다. 회사를 존속시킨다고 하는 그 자체는 끊임없는 타협의 연속이다. 늘 자신의 꿈을 곧바로 관철시키려고만 한다면 회사는 살아남을 수가 없을 것이다. 그렇다고 회사를 존속시키기 위해서 어떠한 상황에서도 불의와 타협적으로 일을 해결해도 되는 것인가? 사회에 공헌하고 싶어서 설립한 회사가 경영을 유지하기 위해 반사회적 부정행위를 일삼아야 하는 서글픈 딜레마가 실로 많은 것이 우리나라 경영 현실이다. 시장의 변화 속에서 본업이 어느새 변해 버리는 경우는 흔히 있는 일이다. 그렇게 되지 않기 위해서는 타협을 할 수 있는 지점과 물러설 수 없는 부분을 분명히 하고 있어야 한다. 즉, 마지노선을 스스로 그어놓고 조직을 이끌어갈 필요가 있다. 그래야 귀감이 된다.

넷째, 모든 면에서 올바른 가치관을 중요시해야 한다. 리더들이 경영을 해나가는 과정에서 여러 가지 고통을 겪다보면 처음에 가지고 있던 마음가짐도 점차 풍화되기 쉽다. 하지만 진정한 리더의 꿈을 품고 있는 사람이라면 참고 인내해 초지일관 할 수 있어야 한다. 조직 구성원들은 리더의 이러한 모습에 감동하고 따른다.

이처럼 가치관이라는 것은 조직 운영의 구석구석에 영향을 미치는 것이다. 그렇기 때문에 병원운영의 기본이 되는 가치관은 이해하기 쉬운 말로 바꾸어 언제나 눈에 띄는 곳에 놓고 항상 초심을 돌아보는 것이 필요하다. '초심으로 돌아가라'라는 말은 우리 모두에게 늘 교훈적이다.

성과 달성을 위한 조직의 기본 조건

앞에서 살펴본 것처럼 조직은 성과를 창출함으로써 지속적인 발전과 생존이 가능하다. 성과 없는 조직의 발전은 기대할 수 없다. 그러나 성과만 창출한다고 해서 조직이 장기적으로 발전하는 것은 아니다. 도출된 성과를 체계화할 수 있는 시스템이 확립되고, 더 높은 성과를 창출할 수 있는 방안의 모색 또한 중요하다. 병원 간 경쟁이 치열해지다보니 갈수록 의사별 진료환자의 수, 수술건수, 진료수입, 고객만족도와 같은 성과지표가 강조되고 있다. 어떤 조직이든지 성과를 달성해야 생존이 가능하지만, 조직을 둘러싼 환경은 변화무쌍하기 때문에 과거의 조직구조로 성과를 향상시키기는 쉽지 않다. 따라서 관리자는 조직을 어떻게든 변화시키려고 한다. 그러나 지식과 기술이 충족되지 못한 조직개발은 자칫 부작용만 불러온다. 조직 개발을 통해 성과를 향상시키고자 한다면 [그림 8]에서 보는 것처럼 네 가지 기본 요소부터 충분히 고려되어야 한다.

1. 목표의 명확화

사람은 누구든지 행동을 통하여 성과를 달성한다. 개인의 행동이 성과와 연결되려면 가장 먼저 조직의 목표가 명확하고 그것이 교육을 통하여 어느 정도는 세뇌가 되어야 한다. 왜냐하면 목표는 행동을 유발시키기 위한 의도성을 갖도록 해주기 때문이다. 따라서 병원 직원들에게 목표와 전략은 아침저녁으로 교육

해도 부족하다. 교육 시에는 그와 같은 목표가 왜 추진되어야 하는지? 그 이유를 확고하게 설명할 수 있어야 한다. 예를 들어, 어떤 병원이 '친절병원 지향'이라는 목표와 '밝은 미소'라는 전략을 수립하였으면 왜 그 방향으로 나가야 하는지에 대한 스토리가 만들어져 병원 내부에 공유되도록 한다면 훨씬 더 효과적이다. 왜 그래야 되는지를 모르면 억지춘향이 되고 만다.

[그림 8] 성과 달성을 위한 조직 개발의 4요소

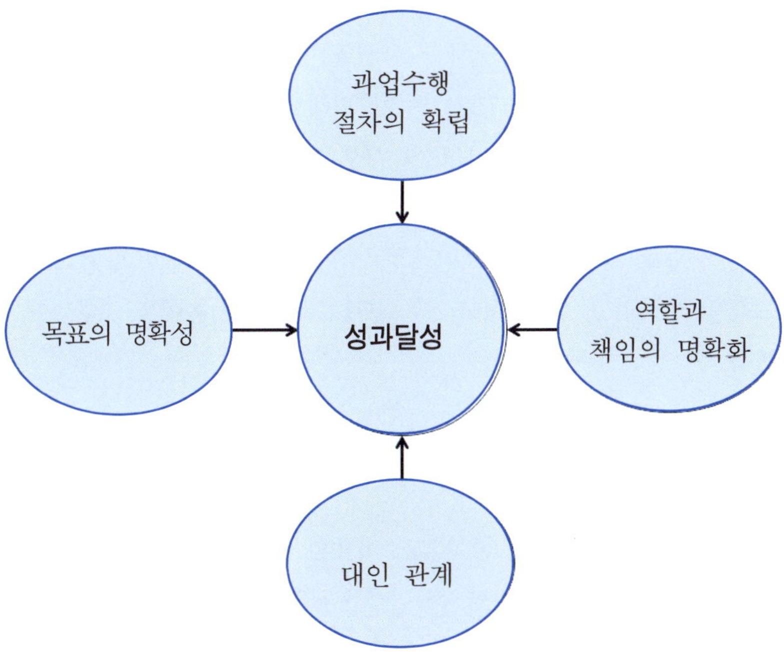

2. 효과적 과업수행 절차의 확립

모든 조직에서 목적을 달성하기 위해서는 과업이 이루어지고 과업은 성과로 이어져야 한다. 구성원들이 열심히 일은 하지만 과업이 성과와 연결되지 못하고 오히려 클레임으로 이어져 곤혹을 치르는 사고는 언제든지 발생한다. 이것은 과업의 절차가 조직의 목표에 한 방향으로 정렬되어 있지 못한 경우에 흔히 일어난다. 로봇과는 달리 개인은 누구나 자유롭게 생각할 수 있는 힘을 가지고 있다. 이것은 강점이이자 약점이다. 내 경험에 따르면 공부를 잘 하는 학생들은 공부 시에 잡생각이 별로 없다. 하지만 공부를 잘 하지 못하는 학생들은 그렇지 못하다. 따라서 조직이 표준 이상의 성과를 거두기 위해서는 직원들의 직무행동이 목표에만 집중되도록 목표에 부합하는 과업절차를 분명하고 정확하게 확립할 것이 요구된다. 병원에서 고객을 대하는 효과적인 절차를 정해놓지 않으면 모든 구성원들은 각자의 방법으로 고객을 대하려고 할 것이고, 그 결과 고객들은 혼란을 겪을 수 있다.

3. 역할과 책임의 명확화

조직에서 책임영역이 중복되면 비용의 낭비가 발생한다. 따라서 조직은 부서별 책임 영역과 누가 책임자인지 뚜렷이 드러나도록 개발되어야 한다. 그것을 뒷받침해주는 것은 역할관리이다. 역할관리의 기본은 적합한 인재에게 적합한 역할이 주어지고 구성원들은 자신에게 기대되는 역할을 정확하게 숙지하고 수행하는 것이다. 사실 이 문제는 조직 관리에 있어서 가장 어려운 문제이다. 의사나 간호사, 각 부서의 과장이나 계장은 자신의 역할과 책임을 정확하게 숙지하고 수행하고 있는가? 하는 것이 조직의 성패에 중요하게 영향을 미치기 때문이다. 병원 내 모든 구성원들이 늘 자신의 역할을 명확하게 숙지하고 있고, 그에 걸맞은 책임을 다하면 그 조직은 항상 목표 이상의 성과를 달성할 것이다. 미국의 한 자동차회사의 경우 근무 중에 스마트폰으로 개인적 통화를 하다가 발각되면 바로 해고하기도 한다. 미국이 어째서 작업생산성이 높은 나라인지를 이해할 수 있는 단면이다.

4. 가치와 인정감의 대인관계

조직을 성과 지향적으로 관리하는데 있어서 또 하나 중요한 요소는 구성원들이 스스로 소속감과 가치감을 느끼고 있는가 하는 것이다. 개인이 소속감과 가치감을 느끼게 되는 원천은 주위로부터 인정을 받고 있다는 지각이다. 개인이 이러한 인정감을 갖는 것은 원활한 소통과 피드백으로부터 비롯된다. 신속하고 배려적인 피드백은 조직 내 인간관계를 승-승으로 만든다. 승-승의 인간관계는 조직의 성과를 높이는 동력이 되기 때문에 관리자들은 조직의 혈관이라고 할 수 있는 커뮤니케이션의 흐름이 막히지 않도록 구조와 절차를 구축해야 한다. 또한 직원들 상호간에 사용하는 말은 무조건 친절하도록 교육되어야 한다. 상사라고 해서 부하 직원에게 막말로 대하는 것은 이제 인권유린에 속한다. 친절한 말이란 상대방이 듣기에 기분 좋은 말, 조직이 발전하는데 기여할 수 있는 말이다. 가족들 간에, 또 직원 상호 간에 친절한 말을 써야 고객들에게 말할 때도 그대로 된다. 우리 옛말에 '안에서 새는 바가지 밖에서도 샌다.' 말은 거짓이 아니다.

사회비교이론에 의하면 사람은 누구든지 관계를 맺고 있는 사람들이 자신의 의견에 얼마나 긍정적으로 대하는지를 검증하려고 한다. 자신의 의견에 대하여 타당성을 인정하는 사람, 그렇지 않은 사람을 비교하여 상대하려고 한다. 따라서 관리자는 부하의 의견이 자신의 의견과 다르더라도 '당신과 나는 왜 이렇게 (근본적으로) 다른가?'라는 인상을 주면 부하 직원은 그 관리자를 대하는 것이 유쾌한 일이 아니라는 인식을 갖게 되고 멀리하려고 한다. 정도가 심할수록 도망가려고 할 것이다. 따라서 부하가 설령 다른 의견을 내더라고 처음에는 '당신의 의견이 본질적으로는 나와 같다.'는 것을 강조하고, 다음으로 개선할 점을 설명해주는 것이 효과적이다. 균형이론에 의하면, 사람은 자신이 좋아하는 사람과 중요한 면에서 비슷하다는 생각을 가짐으로써 심리적 균형 상태를 갖게 된다. 조직이서 일하는 사람들은 심리적 균형상태가 깨지만 일에 집중하지 못하거나 심지어는 안전사고를 일으키기도 한다. 부하 직원들이 심리적 균형 상태를 갖고 일하도록 만드 것은 관리자의 기본적 책무이다.

| part 4 |

조직 경쟁력의 프레임워크

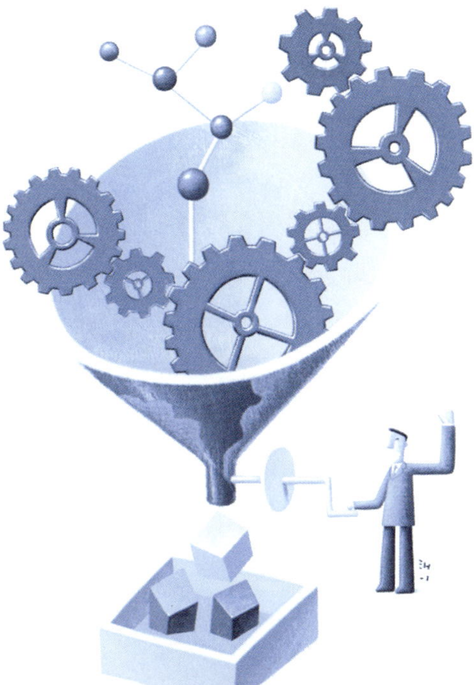

조직 경쟁력 향상을 위한 자산의 확보

오늘날 모든 조직은 경쟁력을 가져야 생존이 가능한 환경에 처해 있다. 하지만 조직이 경쟁력을 갖는다는 것은 쉬운 일이 아니다. 어떤 조직은 경쟁력을 갖지만 또 다른 조직은 경쟁력을 갖지 못하여 쇠퇴하는 것을 보게 된다. 조직이 경쟁력을 갖고 있다는 뜻은 조직을 관리하는 관리자들이 경쟁력을 높일 수 있는 자산이 무엇인지를 알고 있으며, 그것이 갖춰지도록 관리행동을 할 줄 아는 것이다. 조직이 경쟁우위를 갖추도록 하는 자산은 무엇인가?

1. 낮은 가격에 투입요소를 구매할 수 있는 역량

조직 운영에 있어서 경쟁력을 높일 수 있는 첫 번째 방법은 경쟁사보다 저렴한 가격으로 투입요소들을 조달하거나 상대적으로 양질의 투입요소들을 구매할 수 있는 능력이다. 이것은 시스템적 관점에서 조직운영의 흐름을 보았을 때 효율성을 높일 수 있는 기본적인 방법이다. 투입요소에는 기본적으로 자본, 인력, 물자, 정보, 지식 등이 있다. 조직을 효과적으로 운영하려면 반드시 이 투입요소들의 수준을 높이되 가격은 낮추어야 한다. 프로야구나 프로축구 구단의 최종 목표는 우승을 하는 것이고, 경쟁력 있는 경기를 함으로써 연고지 팬들의 사랑을 받는 것이다. 이것을 달성하기 위해서 각 구단들은 가장 저렴한 가격에 최대한 실력 있는 선수들을 영입하기 위하여 오랫동안 인내하며 줄

다리기를 하는 것을 볼 수 있다. 프로구단이 승리를 하기 위해서는 감독의 운영전략이 매우 중요하지만, 그것의 충족은 얼마나 훌륭한 선수를 영입하느냐에 달려있다.

우리나라에서 특히 지방에 있는 병원의 경영자들은 최대한 저렴한 가격의 인력을 영입하여 최대의 효과를 거두려고 한다. 그러나 그들이 최고의 서비스도 제공하는지도 꼼꼼하게 살펴봐야 할 것이다. 특히 지방의 사립대학병원들이 서울의 유수의 병원에서 퇴직한 노인 의사들을 영입하여 진료를 하는 경우가 있는데, 이것은 그 병원의 브랜드 이미지를 추락시키는 경우가 많다. 또한 지방 사람들의 입장에서는 같은 돈을 내고 진료를 받으면서 상대적으로 질 낮은 서비스를 받는다는 생각을 가질 수 있다는 것을 고려해야 한다.

2. 지속적 연구개발 역량

어떤 조직이든지 10년 이상의 생존을 보장받기 위한 기반은 지속적 연구개발 능력이다. 오늘날 성공하는 병원이나 기업은 고객의 잠재적 욕구를 개발하여 그들의 마음을 선점하고 신뢰를 확보하기 위해 애쓴다. 실패하는 조직은 고객의 마음을 선점하지 못하여 앞으로 나아갈수록 고객을 빼앗기고 수익의 감소를 맛보게 된다. 갈수록 보건의료산업 분야에서 연구개발의 바람이 강하게 불고 있기 때문에 병원도 연구개발에 투자하지 않는다면 지속적으로 고객을 잃을 가능성이 크다. 직원 수가 50명밖에 안 되는 중소기업도 미래에 중견기업으로 발전하고 궁극적으로는 대기업으로 도약할 꿈을 가지고 있는 한 연구개발에 많은 투자를 한다. 하지만 병원들은 병원장이 연구개발에 대하여 특별한 마인드를 가지고 있어야만 약간의 투자가 이루어질 뿐이다. 심지어는 우리나라에서는 대학병원에서조차도 연구개발에 투자를 하지 않으려는 경우는 너무 많다. 교수들이 학회나 세미나에 참석하는 것을 비용으로만 보는 경영자들이 많다. 연구개발에 투자를 하지 않는다는 것은 오직 소진만 있고 미래의 재생산은 없다는 것을 의미한다.

3. 효율성 추구 능력

조직은 반드시 효율성을 추구할 수 있는 능력을 갖추고 있어야 하며, 이것이 가능하기 위해서는 지속적으로 규모의 경제와 범위의 경제를 추구할 수 있어야 한다. 어느 조직이든지 생산량이 증가하면 고정비용은 감소한다. 의료서비스를 제공하는 병원은 더욱 그렇다. 의료서비스의 중요한 특성 중에 하나가 소멸성이다. 저장이 불가능하다. 의료진들이 근무하는 동안에 환자들이 찾아오지 않으면 그만큼 손실이 발생한다고 보아야 한다. 환자들이 와서 대기하는 시간이 길어져도 고객들의 다른 기회비용과 겹치는 시간만큼 손실이 발생한다. 자신이 기대했던 시간보다 더 오래 기다린 환자들은 다음번에는 반드시 그 병원을 회피하는 경향을 보인다. 때문에 병원은 규모의 경제효과를 거두기 위한 인력과 장비에 대한 투자를 하되 동시에 범위의 경제효과도 누릴 수 있도록 해야 한다. 인기 있는 진료과목에 환자들이 너무 몰린다면 그것과 관련된 건강욕구를 충족시킬 수 있는 유사진료나 부가적인 서비스를 제공하여 고객들이 더 훌륭한 서비스를 받는다는 인식을 가질 수 있도록 치밀하게 준비해야 한다. 이것이 가능하기 위해서 병원은 반드시 강력한 R&D 조직과 고객서비스 연구 부서를 갖추고 있을 것이 요구된다. 특히 R&D 부서에는 IT 전문가와 경제 및 통계 전문가들을 배치함으로써 인공지능이나 로봇, 빅데이터, ICT시대에 부응 할 수 있는 새로운 형태의 의료서비스 생산이 가능하도록 해야 한다.

4. 맞춤식 및 미래 대비 기술역량

의료서비스가 제공되는 과정에서 얼마나 맞춤식 기술 및 서비스 능력을 갖추고 있는지는 고객의 공헌도를 높이는 것과 직결된다. 병원은 고객과의 접점 상태를 최상의 상태로 유지하는 것이 무엇보다 중요한 능력이 된다. 병원은 소비자들의 참여 속에서 의료서비스를 생산하여 수익을 내는 특수조직이다. 우리 사회에서 유교적 분위기가 강하던 시절에는 환자들이 의사들의 권위에 무조건 복종해야하는 줄로만 알고 있었다. 그러나 지금은 다르다. 의사가 권위를 내세워 소비자를 소외시키면 수동적이고 주체성이 빈약한 환자들은 그 병원을 계속 찾을지 모르지만 조금이라도 자아의식이 있는 환자라면 다시는 그 병원을 찾지 않을 것이다. 심지어는 인터넷에서 그 병원에 대한 불평을 잔뜩 쏟아낼 가능성도 있다. 때문에 함께 치료하는 과정에서 환자가 소외감을 느끼지 않도록 해야 한다.

그 첫 번째 조건은 맞춤식 생산을 하는 것이다. 병원은 미국의 건강관리 회사들이나 국내의 은행, 여행사, 보험회사들이 갈수록 맞춤식 서비스를 통해 고객들의 욕구를 얼마나 충족시키려고 노력하고 있는지를 들여다보아야 한다. 이것이 가능하기 위해서 병원은 뛰어난 정보처리와 분석 전문가, 경제전문가를 갖추고 있어야 한다. 그 병원을 한번 찾은 고객에 대한 데이터를 최대한 집적하고 분석하여 진료프로세스 상 접점에서 일하는 구성원들에게 최상의 접점상태의 조건을 제공함으로써 미리 대처할 수 있도록 해야 한다. 물론 대형병원들은 대량 맞춤화에 힘써야 한다. 수천 명의 환자들에 대한 개별적인 맞춤화가 실제로는 불가능하기 때문이다.

표준식 맞춤화는 어떻게 가능한가? 실제로 병원들은 범주화된 표준식 맞춤화를 통해 돈을 벌고 있다. 대표적인 것이 종합검진 프로그램이다. 일단 한 병원의 건강검진 프로그램의 내용을 확인하고 계약을 한 소비자들은 그 프로그램을 따르는 것을 볼 수 있다. 소비자들은 어떤 검진 항목을 빼고 자신이 필요한 다른 항목을 대체해달라는 이색적인 요구는 잘 하지 않는다. 이것은 건강검진을 판매하는 직원이 검진항목과 검진프로그램에 대하여 사전에 아주 능숙하게 설명을 했거나 소비자의 의문과 질문에 대답을 잘 함으로써 검진을 받을 소비자의 미래 욕구를 충족시켰기 때문이다. 하지만 이제는 검진항목을 소비자들에게 미리 공개하고 그들이 선택할 수 있도록 하는 것도 고려해야 하는 시대이다.

5. 프로모션에 대한 투자능력

병원도 광고와 홍보 및 세일즈 프로모션에 대한 투자능력을 갖추고 있을 것이 요구된다. 갈수록 난무하는 병원 및 진료 광고, 이에 대한 우려의 목소리도 있지만 소비자들은 일단 광고를 통해 의료서비스 구매를 위한 정보를 입수하는 것이 사실이다. 주위에 알고 지내는 병원 직원이나 질병 관련 전문가나 경험자가 있다면 그들로부터 정보를 얻으려고 하겠지만, 그런 여건이 안 되면 검색 사이트나 광고, 홍보에 의존한다.

실제로 인구가 150만 명쯤 되는 대도시에 6개 정도의 대형병원(700 병상 이상)이 있다고 하자. 자신이나 가족이 건강하여 좀처럼 큰 병원에 가는 경우가 드문 소비자들은 자신의 집 옆에 있지 않은 2~6등 하는 대형병원의 이름도 잘 모르는 경우는 너무 많다. 이것은 전혀 놀랄 일이 아니다. 대부분의 사람들은 자신이 소비하지 않는 제품을 판매하는 업체는 그 이름도 잘 모른다. 자동차를 타지 않거나 자동차 관련 학과에 다니지 않는 대학생들은 자동차회사 이름에 전혀 관심이 없는 것을 볼 수 있다. 현대인의 삶이 너무 빡빡하기도 하지만 굳이 알 필요성을 느끼지 않기 때문이다.

병원에 근무하는 직원의 입장에서는 700병상 정도의 병원이라면 그 건물이 언제든지 눈에 잘 띌 정도로 크다는 것을 안다. 그들은 이렇게 생각할지 모른다. '아니, 이렇게 큰 빌딩의 이름도 모르다니?' 그러나 일반 시민들은 승용차나 버스를 타고 그 병원 옆을 쉴 새 없이 지나쳤어도 정확하게 그 병원 이름을 기억하지 못한다. 사람들은 반드시 자신에게 필요한 것만 기억하려고 하는 경향은 너무 강하다. 그래서 다른 지역에서 온 어떤 방문객이 길에서 그 도시에 사는 한 시민을 붙잡고 자신이 찾는 큰 병원이 어디 있는지를 아느냐고 물어도 그 시민은 '나는 그 지역(동)에서 살지 않기 때문에 잘 모른다.'고 자신 있게(?) 대답

한다. 이 정도가 된다면 그 대형 종합병원의 대외적 위상은 동네 의원과 크게 다르지 않다.

대형 종합병원에게는 그 도시의 150만 명 시민 모두가 잠재고객이다. 병원의 광고와 홍보는 잠재고객을 실제 구매고객으로 전환시킬 수 있는 힘이기 때문에 지속적으로 투자할 수밖에 없다. 특히 대도시에서 잊혀져가는 구도심에 위치한 대형 종합병원들은 대중에게 잊히지 않도록 광고와 홍보를 해야 하는 것은 당연하다. 그렇다면 병원은 그 잠재고객들이 실제로 병원에 가야하는 일이 발생할 때 그들을 유인하기 위해 어떻게 광고와 홍보를 해야 하는가? 이것은 마케팅을 공부하고 광고와 홍보의 기술을 갖춰야 하는 문제가 되겠지만 조직 관리 차원에서 기본적으로 뛰어난 전문가를 배치하는 것이 해결책이 될 것이다.

6. 적정 인력의 유지 및 역량 강화

조직 관리의 효과성을 높이고 싶은가? 그렇다면 그 기대를 충족할 수 있는 첫 번째 조건은 조직의 특성에 가장 적합한 인재를 유치하는 것이고, 그들에게 가장 잘 할 수 있는 직무를 맡기는 것이다. 그러나 이들이 최고의 성과를 달성하도록 하기 위해서 조직은 적정 인력을 유지해야 한다. 인력이 넘치면 사람들은 눈치를 봐가며 해태하려고 하며, 인력이 부족하여 자신이 받는 보수에 비해 과도한 노동을 하고 있다고 믿으면 언젠가는 그 조직을 떠나려고 한다. 이 두 가지 모두 조직의 생산성을 떨어뜨리는 원인이다. 따라서 관리자가 적정인력 계산방법을 모르거나 관심이 없어서 조직 내 이와 같은 분위기를 만든다면, 그 경영자는 무능하다. 왜냐하면, 최고의 성과를 달성하지 못할뿐더러 비용의 절감도 이루지 못할 것이기 때문이다. 병원은 정부가 정한 법정정원의 지배를 받는다고 할지라도 관리자는 늘 현재 인력의 양이 최고의 성과를 달성하도록 적정한지를 계산하여 보완책을 찾아내야 한다. 특히, 병원은 의료서비스 생산에는 늘 소비자의 참여가 함께 하기 때문에 소비자의 욕구충족을 극대화할 수 있는 개인적 능력을 갖춘 사람을 뽑는 것이 중요하다.

의료인들은 의료기술과 인간관계 기술을 고루 갖추고 있어야 한다. 병원의 모든 구성원은 진료과정에서 환자와 접촉하면서 문제를 해결하기 때문에 마케팅의 촉진(promotion) 측면에서 보면 모두가 인적판매 요원들이다. 때문에 병원의 경영자는 병원의 모든 구성원들이 인적판매자로서 전문가적 역량을 갖추도록 하면 할수록 조직에게는 이익이라는 것을 인식해야 한다. 분명히, 소비자는 진료에 부착되어 있는 의사를 비롯한 병원 구성원들의 권위를 사는 것이 아니라 진정한 의료서비스(의료 + 서비스 : 웃음 smile, 신속성 speed, 성실 sincerity)를 사고 싶어 한다는 것을 잊어서는 안 된다.

기업에서는 인력의 유지계획이 인건비의 절약과 경영능률의 향상과 직결되어 있기 때문에 매우 중요한 전략계획의 일환이다. 이것은 시장의 흐름과 변화를 예측하여 새로운 시장을 개척하기 위하여 추가적인 인력을 필요로 하는 것까지를 포함하고 있다. 현재 우리나라 병원들은 의사와 간호사 인력의 확보에서 애로를 느끼고 있는 것이 사실이다. 정부의 비현실적인 정책의 오류가 있는 것이 사실이지만 그것을 탓하고 있을 수만은 없고, 조직의 입장에서는 현상을 타개해나가는 것이 중요하다.

7. 고객 기반 프로세스

모든 조직 운영이 고객에 기반하고 있어야 하는 것은 기본이다. 많은 관리자들이 말로는 고객에 기반한 운영을 한다고 하지만 실제로는 공급자 중심의 조직 운영에 집착한다. 또는 공급자 기반이나 고객 기반에 양다리를 어정쩡하게 걸치고 있는 경우도 많다. 단적으로 말해서, 잘 안 되는 조직은 무슨 일이든지 공급자 중심으로 돌아가는 것을 볼 수 있다. 잘 되는 조직은 어떤 경우에도 소비자 중심으로 돌아가는 조직이다. 경영의 구루로 불리는 피터 드러커 박사는 기업 경영의 모든 답은 고객이라고 주장했다. 전 세계적으로 마케팅의 대가인 필립 코틀러(P. Kotler) 교수는 "오늘날 소비자들이야말로 기업의 새로운 오너이다"라고 주장을 할 정도이다. 이에 반해 우리나라 병원은 아직까지 고객에 기반한 경영을 하려면 한참은 더 가야 한다. 그것은 아마도 의사 집단의 전통적인 권위의식 때문일 것이다. 고도화된 전문가로서의 권위, 사회적 피라미드의 상층에 위치한 전통적 권위 등 이중적 권위를 누려온 분위기가 쉽게 극복되기는 어렵다. 하지만 그 권위를 빨리 없애고 조직을 고객 기반으로 바꿀 때만이 소비자들이 행복한 병원 운영이 가능할 것이다.

병원은 어떤 방법으로 고객 기반이 축적되도록 할 수 있는가? 그것은 우선, 경쟁사보다 많은 고객 관련 데이터를 축적하여 의사들이나 의료인들이 병원을 방문하는 고객들의 특성을 사전에 알 수 있도록 하는 것이다. 자신이 진료하고 간호하는 고객들의 세부적인 특성을 알게 되면 마음과 몸이 자연히 거기에 맞추려고 변화를 시도하게 된다. 다음으로는 수집된 데이터를 분석하여 활용할 수 있는 단서를 제공한다.

일부 병원에서 시행하고 있는 방법이지만, 병원을 재방문하는 고객들이 좋아하는 의료진의 태도나 단어는 어떤 것들이고, 반면 한번 병원을 왔다가 다시는 오지 않는 고객들이 싫어하는 의료진의 태도와 단어는 어떤 것들이라는 것을 조직 내부에 자꾸 전파하다보면 학습이 이루어지고 구성원들의 행동이 변하는 것을 보게 된다. 이 두 가지 방법이 성공하면, 그 다음으로는 네트워크의 외부화로 인한 브랜드 가치의 상승을 기대할 수 있다. 오늘날 디지털 경제체제 하에서 왜 고객 기반이 왜 중요한가? 그것은 바로 네트워크 효과를 기대할 수 있기 때문이다. 고객 기반의 이 두 가지 방법이 성공적이 되면 그 병원을 방문한 사람들끼리 커뮤니티가 형성되고 그것은 큰 광고효과를 불러온다. 마치 할리 데이비슨 오토바이 수십 대가 무리를 이룬 동아리가 전국의 경치 좋은 지역을 특유의 엔진소리를 내면서 지나가는 모습을 보면서 사람들은 자신도 그 오토바이를 사서 그와 같은 동아리를 형성하려고 하는 욕구를 갖게 되는 것과 유사한 이치다.

8. 브랜드 명성 자산

브랜드는 과거 회사를 구별하게 만드는 도구로부터 소비자들에게 특별한 경험과 그로 인한 기쁨을 제공하는 도구의 위상으로 전환되었다. 따라서 과거부터 꾸준히 브랜드 가치를 높이기 위해 다각도로 노력한 기업들은 그렇지 못한 기업들에 비해 더욱 우월한 위치에서 경쟁할 수 있는 토대를 구축한 것이다. 이른바 서울대병원, 서울아산병원을 비롯한 국내의 초대형병원들. 그리고 국제적으로 이름을 날리고 있는 태국의 범룽랏병원이나 싱가폴의 래플즈병원은 그 좋은 예가 될 수 있다. 코카콜라 같은 경우 매출에서 그 이름이 기여하는 비율이 60%를 넘는다고 한다. 말 그대로 이름의 위상이 높아지면 그 값을 제대로 하고 있는 것을 볼 수 있다. 브랜드의 힘은 이윤으로 직결된다. 이러한 브랜드는 회사 이름, 서비스나 제품의 이름, 상징, 기호의 형태를 띠고 소비자에게 중요한 심리적 의미를 부여한다. 어떤 병원의 이름을 연상하면서 환자들은 그 병원에 갈지 말지를 결정하는데, 그 이름 속에는 소비자가 머릿속에 떠올리는 온갖 것들이 모두 포함되어 있기 때문이다.

따라서 병원 경영자들은 자신의 병원의 브랜드 가치를 높이는 데 사활을 걸 수밖에 없다. 이것은 동네의원도 예외가 아니다. 어떤 동네의원은 환자들로 북적대는데도 불구하고, 바로 그 옆에 있는 동일 진료과목의 병원은 텅텅 비어 있는 것을 발견할 수 있다. 이것이 종합적인 브랜드의 힘이다. 종합적인 브랜드의 힘이란 그 브랜드가 소비자들의 삶의 일부가 되어 있는 상태를 말한다. 소비자들이 병원에 가야 할 일이 생겼을 때 어떤 이미지도 떠오르지 않는 병원은 어떤 브랜드 가치도 형성하지 못한 것이 된다. 어떤 병원의 이름이 소비자들의 삶의 일부가 되기 위해서는 오랜 기간 동안 명확한 브랜드 아이덴티티를 확립하여 일관되게 추진해나가야 한다.

예를 들어, 우리들병원의 경우 척추질환 치료 전문병원으로서의 아이덴티티를 확립하고 그 방향으로 일관되게 기능, 이미지,

경험을 발전시켜 왔다. 따라서 소비자들은 우리들병원의 척추질환 치료 기능, 관련 이미지, 관련 경험을 통하여 한국인들의 생활 속에서 척추 질환 치료 하면 우리들병원을 떠올리게 만들었다. 우리들병원은 1988년 정형외과병원에서 우리나라 최초로 척추 디스크 전문병원으로 전환하고 1989년에는 〈당신의 허리는 튼튼합니까?〉와 같은 책을 펴내는 것과 같은 일관된 척추전문병원의 브랜드 가치를 쌓는 노력을 30년 가까이 하고 있다. 이 같은 브랜드 아이덴티티 확립에 성공하지 못한 많은 병원들은 문을 닫거나 노인요양병원 등으로 업종까지 전환하는 것을 볼 수 있다.

9. 재무적 안정 역량

병원도 운영과정에서 많은 비용이 소요된다. 원가의 투입은 당연한 것이지만, 의사 교육 등에 대한 투자를 통하여 진료기술의 수준을 높여야 하는 것은 기본이다. 소비자들의 다양한 욕구를 충족시키기 위해 고가의 첨단 장비를 구입해야 하고, 더 고급의 인테리어로 실내를 꾸며야 하는 어려운 경영 국면에 직면해 있다. 고객만족을 높이기 위해서는 갈수록 진료 이외의 서비스에도 돈을 써야 한다. 그럼에도 불구하고 정부에서 책정하는 진료수가는 기껏해야 인건비를 포함한 진료원가를 상쇄할 수준에 불과하다. 분명히 개선이 되어야 할 부분이지만 우리나라에서 의료가 정치적 이념과 결부되어 있는 한 쉽게 해결될 것 같지는 않다. 하지만 병원을 운영하는 경영자의 입장에서는 병원이 손해를 보지 않고 운영하는 것이 최선이다.

경영에서 손해를 보지 않는 기본적 방법은 재무적 역량을 키우는 것이다. 1915년에 설립된 미국의 핸리포드병원도 급변하는 의료환경 속에서 미래에 대비하여 병원의 경쟁력을 높이기 위해서 마련하고 추진한 혁신전략들 가운데 가장 첫 번째 전략으로서 채택한 것이 재무적 안정(financial stability)이었다. 그 외 핸리포드병원이 추진한 혁신전략과제는 우수인재의 채용과 유지, 전략적 운영을 위한 시스템 구축, 의료의 질에 대한 지속적 관심과 개선, 비용의 효율성 달성, 그리고 이 모든 내용들을 차질없이 추진하기 위한 재무계획 수립 등이었다. 핸리포드병원은 지속적으로 혁신을 추구하되 재무적 안정만큼은 반드시 지켜야 한다는 의지를 갖고 있었다. 이와 같은 노력으로 핸리포드병원은 미국에서 새로운 의료전달체계를 확립한 병원으로 인정받아 그 유명한 말콤 볼드리지 품질상(Malcolm Baldrigr National National Quality Award)을 수상했다.

조직의 재무적 안정은 조직이 의도하는 대로 혁신을 추진하거나 갑자기 나타난 변곡점을 돌파해나가는데 있어서 중요한 힘이 된다. 이것은 파워가 뛰어난 자동차가 경사가 급한 언덕을 별 소음이 없이 매끈하게 치고 올라가는 것과 같은 것이다. 반면, 조직이 재무적으로 안정되어 있지 못하다고 소문이 나면 구성원들은 장래에 대한 불안 때문에 위축된다. 생계를 유지해야 하는 직원들은 어쩔 수 없이 생활인이다. 때문에 과연 내가 한 달을 열심히 일해서 월급을 받을 수 있을지 의문을 제기하게 되고, 경영진이 이런 분위기의 확산을 막지 못하면 조직 전체가 극도로 위축되고 돌이키기 어려운 쇠퇴의 늪으로 빠져들게 된다. 조직 쇠퇴의 첫 번째 징후는 구성원들의 이유 있는 위축감이다.

그 위축의 이유를 찾아내서 극복하거나 아예 처음부터 직원들이 위축되지 않도록 하는 것이 유능한 관리자다.

【사례 3 실제로 재무적 안정성 인식의 힘은 얼마나 강한가?】

2001년 내가 지방의 한 신생 대학병원의 홍보팀장으로 일할 때이다. 그 병원은 시내에서 조금 벗어난 한적한 외곽에 지어졌다. 진입로도 제대로 정리가 안 되어 환자들이 찾아오기엔 어려움이 있을 정도였다. 대부분의 신생병원들이 겪는 일처럼 만반의 준비를 다하여 개원은 했지만 기대만큼 환자들이 찾아오진 않았다. 홍보 책임을 맡고 있는 나로서도 마음이 불편할 수밖에 없었다. 경영진이 환자 유치를 걱정하는 것을 지켜보면서 나는 빠른 시간에 환자를 유치하기 위한 전략의 일환으로 그 당시로서는 상식에서 벗어난 획기적인 촉진(prpmotion)에 투자할 것을 제안했고 경영진은 받아들였다.

새로 생긴 병원이기 때문에 환자들을 불러들이기 위하여 해결해야 할 첫 번째 과제는 새로운 대학병원이 설립되고 운영된다는 사실을 (대중에게 알리는 것이 아니라) 대중이 알도록 하는 것이었다. 두 번째 과제는 기존의 종합병원들과는 확실히 차별화된 뭔가를 갖추고 있기 때문에 방문하면 이익이라는 인식의 전환을 유도해야만 하는 것이었다. 그 당시 전국에서 처음으로 시내버스의 옆면을 임대하여 버스광고를 수행하는 데만 연간 1억 원 이상을 투자했다. 기타 고속도로변 철탑광고, 시외버스 광고 등을 순차적으로 추진해 나갔다. 수입이 빈약한 상태에서 새로운 장비를 도입하거나 실력 있는 의사를 영입하는데 많은 비용이 지불되고 있음에도 불구하고, 그 대학병원은 재무적으로 어떤 흔들림도 없었기에 모든 구성원들은 환자들에게 차별화된 이미지를 심기 위해 일치단결하여 노력했다. 그 결과 그 병원은 병원계의 우려에도 불구하고 개원 3년 만에 영업이익이 손익분기점을 넘어서는 결과를 가져왔다. 그 당시 나는 지역의 의료담당 기자들로부터 의료계의 많은 사람들이 그렇게 하다가는 2년을 버티기가 어렵다는 말들을 한다는 이야기를 들었다. 그러나 병원이 장기간의 어려움을 겪지 않고 정상괘도에 오를 수 있었던 중요한 이유 중의 하나가 조직 구성원 모두가 '우리 병원은 재무적으로 튼튼하다.'는 믿음을 가지고 있었기 때문이라고 본다.

이상에서 살펴본 바와 같이 조직의 기본적 경쟁우위의 원천으로서 작동하는 자산들은 또 다른 경쟁우위의 원천인 운영역량과 조합되어 시장에서 경쟁할 수 있는 큰 힘을 발휘하도록 해준다. 하지만 이 힘도 일관적인 방향성이 없이 각기 분산되어 발휘된다면 힘은 낭비될 뿐 높은 성과를 달성하기는 쉽지 않다. 경쟁우위 자산과 역량들이 효율적으로 사용되기 위해서 조직 관리자는 정해진 프레임워크(framework)에 의해 일관된 방향으로 이 힘들이 지향되도록 조직을 이끌고 나가야 한다. 조직의 경쟁우위 자산을 높은 성과를 달성하는 방향으로 이끌고 갈 수 있는 역량은 다음과 같다.

1) 리더십
2) 훌륭한 인재
3) 환경 적합적 조직구조
4) 첨단의 운영 프로세스

운영의 탁월성

병원의 최고경영자나 각 부서의 관리자들은 하루하루를 지내면서 다음과 같이 자문해봐야 한다. '나는 지금 탁월하게 조직/부서를 운영하고 있는가? 나 말고 우리 조직/부서를 더 탁월하게 운영할 사람은 없는가?' 이 정도의 자문은 하면서 관리자로서의 자신을 성찰해야 조직이 그나마 온전하게 버틸 수 있는 환경에 처해 있다. 탁월한 조직/부서 운영능력을 갖지 못한 사람이 운영책임자 역할을 맡고 있을 때 그것을 목격해야 하는 구성원들의 입장에서는 그것만큼 답답하고 속이 뒤집히는 일은 없다. 조직의 운영성과는 늘 관리자의 역량만큼만 달성된다는 사실은 조직 관리자들이 자신에게 주어진 책임과 역할을 얼마나 엄중하게 여겨야 하는가를 말해준다.

운영의 탁월성이란 지속적인 원가관리를 통해 비용을 절감하고 소비자들이 편안하게 접근할 수 있는 환자중심의 진료환경을 만들어내고 표준화된 운영시스템을 통하여 소비자들이 가격 대비 효용(效用)을 크게 느끼도록 하는 것이다. 소비자들은 아직도 어떤 병원들은 쓸데없는 검사를 너무 많이 한다고 인식하고 있다. 검사를 하되 소비자들이 다른 병원에 비해 상대적으로 필요 이상으로 많이 한다고 느끼도록 만들면 그 병원은 고객의 욕구 분석과 그것을 통한 운영시스템의 표준화에서 뒤져 있는 것이다. 운영에 있어서 탁월성을 추구하는 병원들은 대개 수직적 혹은 수평적으로 잘 통합된 가치사슬(value chain)을 유지하고 있으며, 어떻게 해야 프로세스(process)를 효율화시킬 수 있을지를 끊임없이 고민한다.

최근에는 IT의 발달과 함께 컴퓨터상에서의 가상의 통합(virtual integration)을 일상화하고 있다. 가상의 통합이란 한 병원조직 안에서 자체 사업운영 프로세스뿐만 아니라 재료나 장비를 공급하는 공급자와 광고대행사의 촉진 프로세스까지 통합함으로써 각각을 서로 다른 프로세스로 운영하는 것이 아니라 모두를 마치 한 조직의 프로세스인 것처럼 운영하는 것이다. 이러한 가상의 통합을 추구하는 목적은 고객의 편익은 높이고 직무수행의 시간은 절약함으로써 비용을 절감하기 위해서다. 운영의 탁월성을 유지하고 있는 조직의 특성을 보면 다음과 같다.

1. 신뢰성과 지속성의 유지

진료에 대한 신뢰성을 항상 높여나가야 하며, 그 신뢰성이 지속될 수 있는 고객관계 관리를 체계적으로 수행할 수 있어야 한다. 병원에 대한 신뢰성을 하루아침에 떨어뜨리는 변수는 너무 많다. 늘 다니는 단골병원이 정부평가에 의해 항생제를 과다하게 쓰는 병원으로 지목된 것이 언론에 보도되면 소비자들은 그 병원에 다닌 과거를 후회하게 된다. 이러한 신뢰 추락이 쌓이면 조직은 필연적으로 쇠퇴하게 된다.

2. 소비자들의 심리 안에서 상대적으로 낮은 가격 혹은 최저가격의 유지

병원의 진료비는 동일 등급에서는 유사하다. 그렇다면 소비자들은 어떻게 가격이 상대적으로 싸다는 것을 지각할 수 있을까?

그것은 당연히 소비자들의 만족도를 최고로 끌어올릴 수 있는 역량으로부터 가능하다. 아무리 비싸도 싸게 느껴지는 경우가 있는가 하면 아무리 싸도 비싸게 느껴지는 경우가 있다. 병원관리자는 이와 같은 고객의 심리상태를 측정해서 이 임계점의 지표를 가지고 있어야 할 것이다.

3. 고객의 입장에서 편리성 제고

고객들이 병원을 선택하는데 영향을 미치는 중요한 요소들 중 하나는 뭐든지 편리하다는 인식이다. 병원을 방문하는 환자들의 입장에서 볼 때 그 병원을 왕래하는 것이, 진료를 받는 것이, 입원을 하는 것이, 또 수납을 하는 것 등이 상대적으로 편리하다고 느끼면 느낄수록 고객은 증가할 것이고 그 반대라면 환자수는 갈수록 줄어들 것이다. 그만큼 편리성이라는 개념은 갈수록 운영의 성공을 나타내는 중요한 변수로 작용하고 있다. 그런데 편리성의 개념은 갈수록 컴퓨터화를 의미하는 방향으로 쏠려있어 오히려 소비자들을 불편하게 만들고 있다. 컴퓨터화라는 것이 그 시스템을 구축하는 IT 전문가들은 첨단화가 심화되는 것을 늘 체험하며 생활하기 때문에 친숙할지 모르지만 컴퓨터를 가끔씩 사용하는 사람들에게는 불편과 두려움의 대상이다.

실제로 각 병원마다 그 숫자가 증가하고 있는 민원서류의 무인발급기나 자동 수납기 등을 능숙하게 사용할 줄 아는 노인들은 드물다. 몸이 아파서 병원에 가는 사람들 중 노인들이 차지하는 비율이 60%이다. 이들은 계속해서 안내요원의 도움을 받아야 이들 기기들을 사용할 수 있다. 1주일 뒤 병원에 와서 진료를 받기 위해서는 또 불편을 감수해야 한다면 짜증도 나고 두렵기조차 한 일이다. 이 무인기기를 사용하는 것이 겁이 나거나 불편해서 병원을 옮기는 노인들은 얼마든지 생겨나고 있다. 선진국에 가보면 모든 일처리를 자세한 설명과 함께 천천히 처리하는 것을 볼 수 있는데, 그 이유는 그 나라들은 이미 오래 전에 고령화시대에 접어들었고 그와 같은 불편을 겪으면서 조정이 이루어졌기 때문이다. 특히 요즘 병원의 진료예약 시스템도 무인응답기로 바뀐 곳이 많아 정말 불편하다고 호소하는 노인들이 많다. 현재 우리나라 병원에서 추진하는 일처리의 컴퓨터화 추세는 공급자들이 편하고 비용의 절감을 위한 것이지만 고객이 편리하기 위한 것이 아닐 수도 있다는 시각을 갖고 접근해야 할 때가 되었다. 오직 고객의 입장에 서서 편리성을 추구할 줄 아는 병원이 결국에는 경쟁우위를 차지한다.

4. 빠르고 정확하며 즐거움 제공

우리나라 소비자들이 기업이나 제품을 사랑하게 되는 중요한 이유 중의 하나는 빠른 일처리이다. 엘리베이터를 기다리다가 15초가 넘어도 도착을 하지 않으면 짜증을 내는 국민이 되었다고 한다. 때문에 탁월한 병원경영자는 다른 병원보다 1초라도 빨리 일처리나 진료가 이루어지도록 시스템과 프로세스를 바꿔나가야 한다. 우리나라 글로벌 기업들이 세계적으로 인정받는 기업이 된 이유 중의 하나도 빠른 일처리이다. 국민들의 성질이 급하기로 이름난 프랑스에서도 한국 전자제품이 잘 팔리는 이유 중의 하나가 신속한 A/S 때문이라는 것은 잘 알려진 사실이 아닌가?

하지만 사람의 생명을 다루는 병원에서 모든 일이 무작정 빨리 이루어지는 것이 좋은 것만은 아닐 것이다. 반드시 정확성이 함께 해야 한다. 병원의 진료, 검사, 수납 등의 일처리는 빠르고 정확하며, 동시에 진료에 따르는 고통을 최소할 때만 경쟁우위를 가질 수 있다. 진료과정에서 환자의 고통을 최소화하는 수단은 철저한 사전 설명과 진료과정에서의 친절한 질문이다. 고통의 반대는 즐거움이다. 사람들은 본능적으로 고통은 피하려고 하며 스스로 즐거움이 있는 곳으로 찾아들지 않는가?

그러나 노인 병원들은 이제 '천천히' 문화를 도입할 때가 되었다. 노인 병원들은 원활한 운영을 위해서는 환자들이나 고객들에게 '천천히'가 왜 중요한지를 계몽할 수 있어야 한다. 보호자들은 '빨리빨리'에 익숙해 있기 때문에 설명을 하지 않고 천천히 일을 하면 오해를 받게 될 것이다. 노인인구가 급속히 증가하고 있는 상황에서 노인 병원의 '천천히' 일처리는 결국 우리나라 빨리빨리 문화를 바꾸게 될 지도 모른다.

고객 친화성

고객 친화성(Customer Intimacy)이란 계속 증가하는 소비자들의 세세한 욕구를 정확히 반영하여 제품과 서비스를 디자인하여 전달하는 것을 말한다. 이것은 조직과 고객 간의 친밀도를 증가시켜 고객과 장기적인 관계를 맺는 것에 초점을 두고 있다. 따라서 병원이 이를 추구하고자 한다면 고객접점 가까운 곳에 의사결정권한을 위임하는 분권화된 조직으로 개편하거나 의료서비스가 고객의 요구에 대하여 언제나 민감하게 대처할 수 있도록 빅데이터 기법을 적극적으로 활용하는 등 기존과는 다른 의료서비스 제공 시스템으로 전환해야 한다.

훌륭한 경영자는 고객 친화성을 병원의 핵심 전략으로 정하여 지속적으로 추진하는 것을 볼 수 있다. 이것은 돈을 벌기 위해 고객 친화성을 억지로 추진하는 것이 아니라, 기본적인 경영철학을 '고객이 원하는 대로' 하자고 병원을 경영했더니 결국 부자가 되어 있더라는 뜻과 같은 것이다. 그러면 고객 친화성/지향성이란 무엇인가? 그것은 무엇보다 고객이 요구하기에 앞서서 병원이 고객들이 자신의 건강에 대하여 안고 있는 문제점들을 찾아내서 해결하도록 도와주려고 노력하는 것을 말한다. 이것은 고객들의 욕구에 대해 포괄적인 접근을 하려고 한다는 것을 의미하는데, 다양한 고객들의 욕구를 충족시킬 수 있는 맞춤화(customized)된 의료서비스의 개발에서부터 직원의 차별화된 친절서비스까지 경쟁사가 모방할 수 없는 뛰어나고 특별한 서비스 프로그램을 제공하는 것으로 나타난다.

조직이 고객 친화성 수준을 높인다는 것은 고객에 대한 철저한 이해로부터 시작된다. IBM을 오늘날과 같은 거대기업으로 성장시킨 창업자 토마스 왓슨(Thomas Watson)은 고객에 대한 이해 없이는 어떠한 사업기회도 발견할 수 없다고 생각하였으며, 이러한 신념을 토대로 세계 제일의 서비스 및 판매 전문 인력을 육성하였다. IBM은 항상 고객보다 한발 앞서 제품을 최적으로 활용할 수 있는 방안에 대해 연구하였으며, 고객이 문제의 현상을 바라볼 때 IBM은 근본적인 치유책을 찾고자 노력하였다.

내가 병원경영을 연구하면서, 병원들이 고객이 생각한 것을 좇아가지 못하는 중요한 이유 중의 하나로 직관한 것이 의사들은 늘 앉아서 환자들을 진료한다는 사실이다. 물론 서서 수술을 하거나 검사를 하는 경우도 있지만 기본적으로는 앉아서 일을 한다. 장시간 앉아서 일하는 공무원들은 서서 민원을 제기하는 서민들의 어려움을 이해하지 못하고, 그 결과 장기적으로 신뢰를 얻지 못한다. 앉아 있는 사람은 서 있는 사람에 비하여 상대적으로 편하다. 앉아서 민원 처리를 하는 사람의 감정은 서서 힘겹게 민원을 제기하는 사람의 어려움을 결코 알지 못한다. 이와 같은 맥락을 이해하고 있는 탓에 국내적으로도 고객 친화성을 높이기 위한 노력을 하는 병원들이 늘어나고 있다.

【사례 4 결국 고객 친화성이 돈이다.】

지방 어느 대도시에 있는 한 안과 전문병원은 고객 친화성을 높이기 위해 2년을 노력한 결과 지역의 고객들로부터 매우 높은 신뢰를 얻고 있다. 이 병원의 K 원장은 3년 전 쯤 병원 경영이 정체되어 있는 것을 직감하고 그 원인분석에 들어갔다. 여러 가지 조사들 중에서 도출된 것이 고객만족도 점수가 100점 만점에 50점밖에 안 된다는 것이었다. 3개월에 걸쳐 그 이유를 다각도로 조사한 결과 기술적인 문제보다는 진료를 담당하고 있는 5명의 의사들이 나이가 젊은데 비해 고객들에게 예의가 부족하다는 고객들의 평가였다. K 병원장은 의사들이 고객들에게 친절하지 못하니 다른 직원들도 그 분위기를 따라가고 있다는 것도 확인했다. 이래서는 안 되겠다고 판단을 하고 고객들의 마음을 돌릴 수 있는 방법을 찾아 나섰다.

의사들도 모두 참석한 대책회의를 통해 고객이 원하는 방향으로 의사를 비롯한 병원 직원들의 태도를 바꿔나가기로 했다. 구성원들 모두가 병원의 발전을 바라고 있었기에 병원장이 요구하는 고객 친화적인 태도로 발전시켜나가는데 모두 동의를 했다. 회의를 통해서 다음과 같은 태도 개선책이 제시되었다.

첫째, 환자들이 진료실에 들어오면 의사는 일어서서 인사하고 응대한다.

둘째, 항상 친절한 말로 먼저 인사한다.

셋째, 진료 후에는 출입문까지 환자를 배웅한다.

넷째, 환자의 질문에 대해서는 언제나 친절한 말투로 자세하게 설명한다.

다섯째, 고객친화성을 떨어뜨리는 문제는 지속적으로 발견하고 개선한다.

이와 같은 개선책은 이 병원을 찾는 고객에 대한 인구통계학적 분석에서 65% 이상이 나이가 40대 이상의 어른 계층이었다는 데서 기인했다. K 병원은 이와 같은 내용을 문서로 만들어서 규정화하고, 이후 추가되는 성과와 수익에 대해서는 모든 직원들에게 적절한 인센티브를 제공한다는 보상관리 제도도 보완을 했다. 그리고 매월 한 번씩 평가 및 개선회의를 갖고 세부적인 개선점을 찾아 보완하는 작업을 계속했다. 그 결과 6개월 후에는 고객만족도 점수가 78점까지 상승했다. 또 다시 1년 뒤에는 고객만족도 점수가 82점까지 향상되었으며, 지금도 K 병원장의 고객친화성 수준을 높이기 위한 연구와 노력은 진행 중이다. 그것에 비례해서 매출액도 실질적인 상승을 가져왔다.

여기에서 주목할 점은 K 병원장이 고객친화성 수준을 높이기 위한 노력을 몇 번의 교육이나 구호성 지시로 그친 것이 아니라 분명하게 제도화했다는 점이다. 말하자면, 고객 친화성 문제의 해결은 단발성으로 그쳐서는 안 되고 조직과 함께 영속되고 내재화되어야 한다는 점을 K 병원장은 통찰한 것이다. 그리고 구성원의 기여에 의해 창출된 부가적 이윤을 분명하게 인센티브로 지급했다는 점이다. 병원업계에서 구성원들의 직무수행 행동의 변화에 의해 추가적으로 나타난 수익을 인센티브로 지급하는 경우는 흔치 않다. K 병원장은 구성원들이 직무수행 행동을 바꾸려면 동기부여가 필요하고 그것은 내재적 성취감과 함께 반드시 외재적인 보상이 함께 가야 효과가 있다는 점을 꿰뚫고 있었기 때문에 가능한 일이었다.

미국의 UCLA 헬스시스템의 경우에도 한때 환자만족도가 30% 수준을 기록한 적이 있으나 서비스혁신을 통하여 환자만족도를 95%까지 향상시켰다. UCLA 헬스시스템이 고객만족도를 높이기 위한 노력도[그림 9]를 보면 앞에서 예로 든 안과전문병원과 유사한 경로를 밟은 것을 알 수 있다.

[그림 9] UCLA 헬스시스템의 환자진료서비스 혁신내용

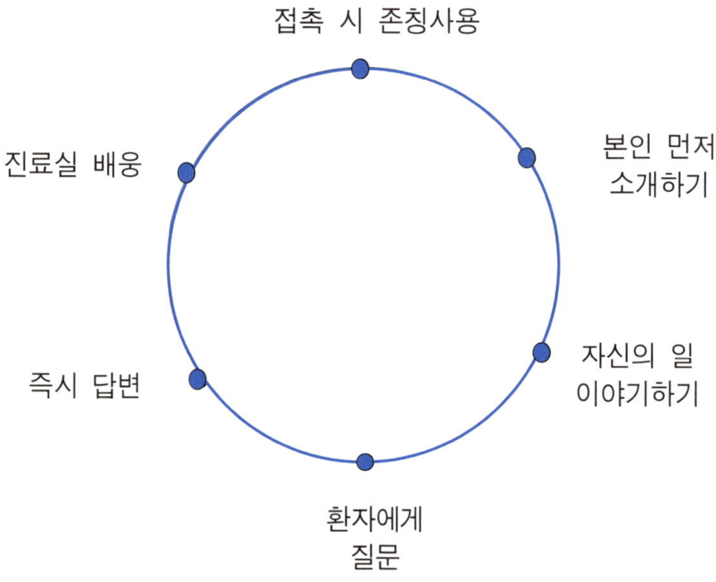

조직 관리자의 입장에서 시장점유율(market share)을 높이거나 이를 통한 이윤 확보 노력의 일환으로 고객 친화성을 추구할 때는 반드시 고객점유율(customer share)을 높이기 위한 노력을 동시에 해야 한다. 장기적 관점에서 경영을 하는 관리자들이 가

장 심각하게 고려해야 할 것은 매출이 감소되는 것이 아니라 고객을 잃어버리는 것이다. 고객을 잃어버리지 않기 위해서는 종합적인 해법(Total Solution)의 관리적 접근이 필요한데, 이것은 고객이 당면한 문제에 대해서 해답을 제시해 주거나 소비자들이 느끼고 있는 다양한 욕구를 충족시켜 줄 수 있는 포괄적인 의료서비스를 새롭게 구성해서 제공하는 것을 의미한다. 즉, 소비자들이 의료서비스를 구매하려는 과정에서 느끼는 문제점, 충족되지 못한 잠재적 욕구로서 가지고 있는 니즈까지를 포착하여 하나의 의료서비스로 통합하는 것이다. Total solution은 결국 소비자들이 구매하려는 의료서비스와 관련하여 다양한 상황에서 느낄 수 있는 문제점들을 하나의 서비스인 것처럼 연결해서 제공함으로써 소비자들의 욕구에 미리 반응(proactive)하고, 소비자들의 편리성을 극대화시킴으로써 고객 친화성을 달성하려는 수단이다. 이를 위해서 병원은 빅데이터를 응용하고 활용할 수 있는 통계전문가나 소비자들의 미래 트랜드를 확실히 포착할 수 있는 마케팅전문가 또는 행동주의 경제학자들에게 의존해야 한다.

서비스 리더십

서비스 리더십(Service Leadership)은 지속적으로 혁신적인 기술을 바탕으로 한 새로운 서비스를 빠르게 개발하고 보급하는 것을 말하는데, 종종 기존의 서비스를 잠식하면서까지 새로운 기술을 상품화시키려는 노력이 가미되어야 한다. 병원은 모든 구성원들이 서비스 리더십으로 무장하도록 해야 하는 조직이다. '서비스로 무장된 ㅇㅇㅇ병원', 이렇게 불리기만 한다면 충분히 고객들의 감동을 자아내고 고객들이 몰려들고 환호하도록 하기에 충분하다. 하지만 병원에서 혁신적 서비스 리더십을 추구하는 것은 환자들에게 신기성과 함께 이유 없는 두려움도 줄 수 있기 때문에 환자에게 무엇이 좋고 또 이익이 되는지에 대하여 충분한 설명이 이루어져야 한다.

실제로 필자는 치과에서 두 번째 임플란트를 시술하면서 새로운 이를 제작하는데 있어서 3D 설계장비를 활용하는 실험대상이 된 경험이 있다. 의사는 기존에 수작업으로 하는 것보다 훨씬 더 편하고 정교할 수 있다는 설명을 하였다. 이 말은 치과치료에 겁을 먹고 있는 환자에게 분명히 좋은 느낌을 주는 설명임에는 틀림이 없다. 그러나 제대로 된 입체적인 이의 모습이 그려질 때까지 수작업으로 할 때보다 훨씬 더 큰 불편을 겪었다. 왜냐하면, 의사가 장비 사용에 아직 숙달되지 않은 상태인 것 같아 반복된 작업으로 인하여 수작업으로 할 때보다 시간이 더 오래 걸리고 입을 오랫동안 벌리고 있어야 하는 관계로 큰 불편을 겪었다.

1. 의료서비스 리더십의 기본적 자세

따라서 업계에서 차별화된 서비스 리더십을 발휘하고자 한다면, 개별 의사나 병원 경영자는 어떤 상황에서도 고객 친화적 서비스 리더십을 구현하겠다는 강력한 의지를 지니고 있어야 한다. 즉, 내가 임플란트 시술을 하면서 겪은 것처럼 의사의 실력에 대한 의심을 받지 않고 불쾌한 경험이었다는 느낌이 들지 않도록 하기 위해서는 실행 전에 완벽하고도 철저한 준비가 이루어져야 할 것이다. 의료서비스 리더십을 성공적으로 추구하기 위한 기본적인 자세는 다음과 같다.

첫째, 소비자들 속에 숨겨진 잠재된 욕구(needs)를 발견하기 위해 평소에 끊임없이 노력해야 한다.

둘째, 새로운 아이디어에 항상 개방되어 있는 자세를 갖추고 있어야 한다.

셋째, 새로운 사업기회를 빠르게 포착하기 위해서 비용 절감적인 효율적인 조직구조보다는 장기적인 전망에 입각한 유연한 조직구조를 추구하도록 한다.

하지만 병원 경영자들이 중요하게 인식해야 할 것은, 새로운 기술이 가미된 혁신적 의료서비스를 제공한다고 해서 모두 서비스 리더십을 달성할 수 있다고 보기는 어렵다. 언제든지 고객 친화적 관점에서 기존의 것과 확실히 차별화된 것으로써 고객에게 이익과 편의를 제공하게 될 때만 서비스 리더십을 구현하고 있다고 할 수 있다. 차별화된 가치가 담기지 못한 서비스의 변화는 혁신(innovation)이라기보다는 향상(improvement)에 가까운 개념일 것이다. 서비스 리더십을 성공적으로 달성하는 혁신적 병원에게서 발견되는 특징들은 다음과 같다.

첫째, 이성적 측면과 함께 감성적 측면에 영향을 미치는 설명을 통하여 유형의 제품처럼 느끼게 되는 소비 경험을 제공한다. 이를 위하여 어떤 병원들은 비싼 값으로 소비심리학자나 커뮤니케이션 전문가를 초빙하여 장기적으로 의사, 간호사 및 진료지원부서 직원들에게 감동의 설명을 할 수 있는 기술을 익히도록 코칭을 하기도 한다.

둘째, 장기적인 관점에서 R&D 투자를 통하여 고객들이 진료 중에 상상하던 아이디어를 혁신적인 방법으로 현실화하여 제공한다. 서울에 있는 한 소아치과병원에서는 병원을 찾는 어린이들의 밝게 웃는 모습을 사진으로 찍어 병원 벽에 게시함으로써 어린이들이 치과 치료에 대한 두려움을 줄여주기도 한다. 이 병원은 또 치과 치료 중에 천장에서 인기 있는 만화영화가 나오도록 장치를 함으로써 어린이들이 치료를 위해 누워있을 때 느끼게 되는 두려움을 극복하고 오히려 오고 싶어 하는 병원으로 만들기 위해 노력했다. 실제로 이 병원은 지역에서 유명하기로 소문이 자자하고 큰돈을 번 것으로 알려져 있다.

셋째, 이와 같은 사실을 시장에 신속하게 확산시키는 역량을 갖고 있다. '구슬이 서 말이라고 꿰어야 보물'이라는 속담이 있다. 병원이 잘 하고 있다는 사실을 시장에 널리 알리는 것은 병원을 위한 일인 것처럼 보이지만 실제로는 소비자들에게 좋은 것이다. 병원의 경영자나 마케팅 담당자는 이와 같은 신념을 갖고 있어야 한다.

그러나 이때 유의할 점이 있다. 혁신적인 의료서비스의 확산을 빨리 이룩하는 것(예를 들어, 초기의 다빈치수술 기법의 대대적 광고)은 병원의 입장에서는 고객의 선점을 위해 매우 중요하지만, 진료에 수반된 기술적 혁신성이 높을수록 소비자들은 생명에 대한 위협과 같은 지각된 위험성을 느낄 수 있기 때문에 이를 쉽게 수용하기를 꺼려한다는 점이다.

Moore(1999)의 캐즘(chasm)이론에 따르면 소비자들은 혁신적인 제품이나 서비스에 대한 태도와 수용도에 따라 혁신 수용자(innovation adopter), 조기 수용자(early adopter), 전기 다수 수용자(early majority), 후기 다수 수용자(late majority), 지연 수용자(laggard) 등 다섯 개의 집단으로 나눠진다. 혁신 수용자와 조기 수용자는 혁신적인 제품을 쉽게 받아들이는 경향이 있기 때문에 혁신적 진료 기술을 선보이는 초기에는 이들을 중심으로 의료서비스에 대한 구매가 이루어진다는 사실에 주목해야 한다. 따라서 병원은 가능하면 환자나 보호자들이 오피넌 리더일수록 이익이라는 사실에 집중해야 한다. 요즘 대도시의 종합병원들이 큰돈을 들여 호텔식 고급 건강검진센터를 개설하는 경우가 있는데, 이때 그 지역의 오피넌 리더들을 최초 사용자로 유치할 수 있다면 매우 효과적이다.

2. 새로운 서비스 제공 초기의 론칭 전략

하지만 나머지 집단들은 혁신적 의료서비스를 수용하는데 있어서 중요한 요소인 지각된 가치(perceived value)와 지각된 위험성(perceived risk) 간에 균형을 이루어내지 못하기 때문에 구매를 꺼리게 된다. 여기에서 지각된 가치는 소비자들이 기존의 것보다 더 쉽고, 편리하게, 효과적으로 사용할 수 있다고 느끼는 것이고, 지각된 위험성은 높은 구매 비용, 성능에 대한 의구심, 학습에 필요한 시간, 자신이 처음 체험하는 것에 대한 심리적 부담감 등으로부터 기인하는 것이다. 따라서 다수의 잠재 고객들에게 혁신적 의료서비스의 가치를 높게 지각시키고 위험성을 낮게 지각시키지 못한다면 수용이 쉽게 이루어지지 못할 것이다. 이렇게 되면 애써 신기술에 투자한 비용은 매몰비용이 되어버리고 병원 조직 내에서 그로 인한 매출 증가에 대한 기대감도 떨어짐으로써 애써 추진한 혁신적 의료서비스의 시장 정착이 지연됨으로써 병원 구성원들도 위축되게 된다.

실제로 지방의 어느 광역시 한 전문병원은 새로 개발되는 깨끗한 신도시 지역에서 새 건물과 새로운 첨단 장비들을 구축하고 재활치료 전문병원을 건립하여 2년 안에 성공을 거두어 주위의 부러움을 샀다. 이 경험을 바탕으로 구도심에 있는 노후된 대형건물을 매입하고 동일한 장비를 구축하여 제2의 재활병원을 개설했으나 3년이 다 되도록 병상수의 50%도 채우지 못하는 경영상의 어려움을 겪고 있다. 이처럼 혁신적 의료서비스의 제공을 통하여 수익을 높이기 위해서는 사전 시장조사, 고객 욕구 수준과 흐름, 변화에 대한 조사가 체계적이고 과학적으로 철저하게 이루어져야 한다.

이러한 맥락에서 볼 때 새로운 의료서비스를 시장에 신속히 확산시키기 위해서는 서비스 출시 초기에 사용되는 론칭(launching)전략이 매우 중요하다. 론칭전략이 성공하기 위해서는 다음과 같은 원칙이 반드시 지켜져야 한다.

첫째, 보고대회나 세미나 같은 이벤트를 개최한다. 이때는 반드시 그 지역의 오피넌 리더들을 참석시킬 것이 요구된다. 보고의 핵심 내용은 반드시 환자들에게 무엇이 좋고 무엇이 이익인지여야 한다.

둘째, 의료서비스의 가격이 높다는 인식을 주는 것은 금물이다. 아직까지 우리 사회에서 의료서비스는 사치품이 아니기 때문에 가격이 너무 높은 것은 거부감을 주거나 심지어는 병원 전체의 이미지가 부정적으로 비쳐질 수 있다. 혹시 가격이 높을 수밖에 없는 구조라고 해도 그것이 외국에서의 비용이나 치료의 수준과 비교하여 매우 경제적이라는 것이 강조될 필요가 있다.

셋째, 새로운 서비스를 선보일 때는 시장에 대하여 약간 공격적일 필요는 있다. 어차피 아무리 혁신적 의료서비스라고 할지라고 일정한 시간이 지나면 다른 병원들도 대부분 따라서 하게 된다. 따라서 그 시간 동안 고객을 선점하도록 하는 강력한 광고, 이벤트와 같은 적극적 전략을 함께 쓰는 것이 효과적이다.

3. 새로운 서비스란?

- Plantree 그룹의 환자 중심 서비스 추진 사례

1) 인간적 교류 강화 서비스

• 환자를 옹호하는 병원 직원상 재정립
• 경영자와 관리자들의 직원에 대한 각별한 관심

2) 환자와 가족 교육 서비스

• 의료 관련 도서관 운영, 건강강좌 운영, 도서 및 용품 판매
• 외국인 환자에 대한 찾아가는 도서관(모바일 포함) 운영

• 입원 시 교육 : 환자 가족에 대한 의무기록 설명
• 자기투약관리 능력 향상을 위한 교육

3) 치유 파트너십 서비스

• 환자의 보호자를 치유 파트너로 임명(이름표 제공, 식사제공, 주차 할인, 간병교육 등)
• 의료진과 함께 치유컨퍼런스 개최
• 보호자의 안락한 휴식 공간 제공

4) 음식서비스

• 개별 맞춤형 음식 서비스
• 가족과 함께 음식을 조리해먹을 수 있는 공간 제공
• 카페테리아 활용

5) 기타

• 영적 서비스, 마사지 서비스, 치유예술 서비스, 통합의학 서비스, 치유환경 서비스 등

| part 5 |

경영자로서 병원장의 역할

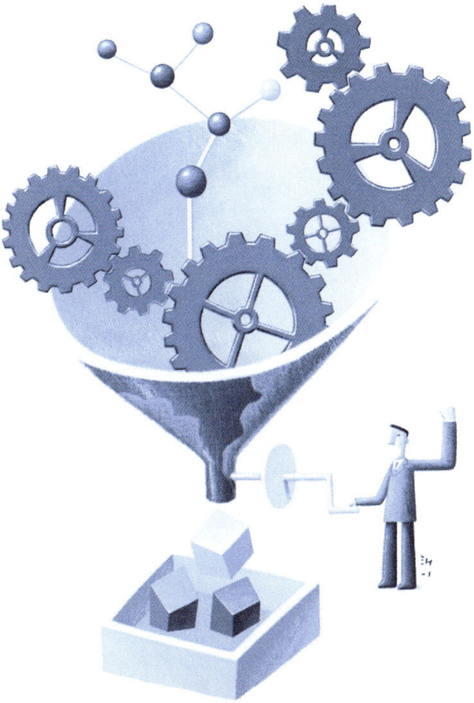

조직 안에서 신뢰 얻지 못하는 경영자

나는 몇 년 전에 우리나라에 존재하는 수많은 병원들을 이끌어가고 있는 병원장들이 조직관리 책임자로서의 역할을 제대로 하고 있는지에 대한 연구를 진행한 경험이 있다. 전국의 각종 병원에서 근무하고 있는 의사 외 다양한 직종에 종사하는 구성원 292명에게 설문조사를 실시한 결과 이들에게서 얻은 통계치는 병원 조직의 발전을 낙관하거나 병원 조직이 구성원들에게 삶의 의미를 부여하는 좋은 직장일 것이라는 기대를 접게 만들었다. 각종 병원의 직원들은 자신들이 근무하는 병원의 병원장의 경영자 역할에 대하여 별로 신뢰하지 않는 것으로 나타났다.

〈표 2〉에 의하면 병원장의 경영자 역할 인식에 있어서 조정 역할이 5점 척도 기준에서 평균 3.079으로 가장 높게 나타났을 뿐 나머지 항목들 모두는 보통 수준인 3.0 미만을 보이고 있다. 즉, 우리나라 병원 직원들은 전반적으로 자신이 근무하고 있는 병원의 병원장들이 경영자로서의 역할을 잘 수행하지 못하고 있는 것으로 인식하고 있다. 이에 따라 조직성과의 질적 지표인 병원 직원들의 직무만족과 조직몰입의 평균 역시 각각 2.866과 2.507로 낮게 나타났다. 이와 같은 결과 값은 한국에서 병원 경영자에 대한 직원들의 경영자 역할 부족 인식이 낮은 성과와 유의하게 상관관계를 맺고 있다는 것을 보여주는 것이다. 이처럼 우리나라 각종 병원들은 병원장의 조직관리 부족이라는 원초적인 문제를 안고 있기 때문에 성과를 달성하기 위해서는 무엇보다도 먼저 병원장들의 경영 및 조직관리 능력을 높일 것이 요구

된다.

이와 같은 맥락으로 볼 때, 병원장은 조직 안에서 목표를 달성하기 위해 리더십을 발휘하는데 큰 장애에 부딪칠 것이다. 병원장은 병원이 지향하는 목표를 달성하기 위한 수단으로서 늘 뛰어난 리더십을 발휘해야 한다. 유클(G. Yukl) 같은 리더십 전문가는 "리더십이 곧 경영(Leadership is very management.)"이라고 할 정도로 리더십은 경영의 성패에 영향을 미친다. 그런데 우리나라 병원처럼 리더에 대한 직원들의 신뢰가 부족하면 리더가 발휘하는 영향력이 구성원들에게 수용되는 정도가 매우 낮아지고 그 결과 리더는 성과 달성을 위한 구성원들의 적극적 직무 행동을 이끌어내는데 실패할 가능성이 크다.

〈표 2〉 병원장의 경영자 역할에 대한 Likert 5점 척도 설문조사 결과

설문조사 항목	평균	표준편차	응답자 수
기업가적 역할	2.318	.701	290
조정 역할	3.079	.654	291
자원배분 역할	2.586	.574	290
협상 역할	2.674	.616	292
위기관리 역할	2.597	.798	291
직무만족	2.866	.651	292
조직몰입	2.507	.678	292

병원장의 리더십 문제

병원장은 누구일까? 가장 먼저 생각할 수 있는 것은 병원 조직의 최고책임자라고 하는 사실이다. 조직의 최고책임자는 관리자여야 하는가, 리더여야 하는가? 이것은 최고책임자가 그의 행동 스타일을 결정하고 수행하는데 따라 달렸다. 관찰자의 입장에서 볼 때 조직의 비전과 지속가능성에 초점을 둔다면 리더로서의 역할을 수행해야 맞고, 관리와 통제를 통한 단기 수익에 초점을 맞춘다면 관리자로서의 역할에 집중하는 것이 맞을 것이다. 오늘날 초경쟁의 환경 속에서 조직의 뛰어난 책임자들은 단기 수익에 초점을 맞추기보다는 장기적인 생존에 초점을 맞추고 있다. 말하자면, 자신의 조직이 1년이나 3년 동안만 수익을 내고 마는 것 아니라 수십 년 이상 좋은 병원으로 인정을 받으면서도 꾸준한 수익을 내기를 원할 것이다. 병원장이라고 해서 예외는 아닐 것이다.

그렇다면 병원장들은 관리자로서의 역할과 동시에 리더로서의 역할을 보다 더 잘 수행해야 한다는 것을 알 수 있다. 관리자들이 훌륭한 리더가 되어야 한다는 뜻은 관리의 핵심인 지시와 통제는 외면해도 된다는 뜻은 전혀 아니다. 좋은 지시, 효과적 통제는 조직의 유지와 발전을 위하여 반드시 필요하다. 하지만 관리는 구성원들에게 신바람을 불어넣어 자발적으로 조직에게 충성을 바치고, 또 조직시민행동을 발휘하여 지시하지 않은 창조적이고 생산적인 일까지 하도록 만들지는 못하는 한계를 지니고 있다.

어쨌든지 대개는 리더십을 잘 발휘하는 사람은 관리도 잘 한다는 것은 정설이다. 그렇다면 리더십이란 무엇인가? 리더십(Leader+Ship)은 조직에서 리더가 수행하는 활동이다. 리더는 조직에서 어떤 활동을 수행하는가? 그것은 두말할 것도 없이 목표의 달성이다. 성과를 내야 한다. 성과를 내지 못하는 리더는 일단 자격 미달이다. 조직의 건강이나 체력을 약화시키고 있기 때문이다. 따라서 3년 정도 적자를 내는 병원이라면 그 병원장은 바뀌어야 한다. 다른 방식의 경영 처방이 요구되기 때문이다. 모든 리더에게 조직의 목표를 달성하기 위해 요구되는 역할은 1)사람관리 2)성과관리 3)조직관리 등이다.

〈표 3〉 모든 리더에게 요구되는 기본적 역할

기본적 역할	역할 수행 내용
사람관리	• 동기부여: 비전과 코칭 • 임파워먼트 • 인간 친화적 조직으로 개발
성과관리	• 합당하고 도전적인 목표의 설정 • 업무의 관리와 개선 • 공정한 평가 및 피드백 • 고성과 창출기법 창안
조직관리	• 팀워크의 강화 • 생산적 팀 운영 : 효과적 커뮤니케이션 • 팀 변화 및 혁신

〈표 3〉은 일반적으로 정상적인 리더로서 인정을 받기 위해서는 평소에 경영자가 어떤 역할을 수행해야 하는지를 보여준다. 문제는 조직의 최고책임자가 이와 같은 리더의 기본적인 역할 지식을 잘 알고 있고 또 수행을 하려고 하더라도 구성원들이 리더의 영향력을 잘 수용해야 목표가 달성될 수 있다는 점이다. 많은 병원장들이 자신들이 사회적으로 인정받는 지위에 있기 때문에 미흡한 조직성과가 자신보다는 다른 구성원들 때문이라고 오해를 하는 경우가 많다. 4년제 대학의 졸업장이나 국가 면허증을 취득한 다른 직종의 구성원들은 그들 나름대로 자신의 직무에서 충분히 높은 성과를 달성할 수 있는 역량을 갖추고 있다고 자신한다. 단지, 그것은 그들이 자발적으로 헌신하려고 하는 높은 동기를 부여받을 때 가능한데, 동기부여 받기가 쉽지 않다는 것이다. 사실 의사와의 갈등을 이기지 못해 자살하는 간호사도 있는 것이 사실이다. 조직 구성원들의 동기부여의 책임은 당연히 리더에게 있다. 그것이 바로 사람관리의 핵심이다.

사람관리는 과연 머리만 좋다고 해서 잘 할 수 있을까? 절대로 그렇지 않다. 사람 관리는 가슴이 따뜻한 사람만이 잘 할 수 있다. 쉽게 말해서, 어떤 병원장이 머리는 좋지만 가슴이 따뜻하지 못하면 그만큼 돈을 못 벌게 된다고 생각하면 된다. 조직에서 수평적 기능분화 및 수직적 계층분화에 의해 형성된 각 직무라는 셀(cell) 속에서 일하고 있는 각 사람들의 성과는 기본적으로 동기부여 수준에 달려 있다. 그렇다면 이들에게 동기는 어떻게 부여되는가? 그것은 올바른 리더십의 발휘로부터 가능하다. 병원장, 리더인 그들은 이떻게 구성원들의 동기를 높이 부여할 수 있는 리더십을 발휘할 것인가?

강조하지만, 병원 경영자들은 오직 올바른 리더십 발휘를 통해서만 구성원들이 리더와 조직에게 충성을 바치도록 할 수 있다. 이것은 병원에서 각 계층에서 책임자(부장, 과장, 계장 등)로 활동하는 모든 사람들에게 해당된다. 올바른 리더십은 올바른 권력으로부터 나온다. 그리고 앞에서 계속 강조했다시피 리더십의 핵심은 영향력(influence)이다. 리더가 영향력을 잘 발휘하면 동기부여가 높아지고 그 결과 높은 성과가 달성된다. 리더가 영향력을 잘 발휘하기 위해서는 영향력을 발휘할 수 있는 권력의 속성에 대하여 이해할 것이 요구된다.

조직에서 관리자가 구성원들에게 자신을 따르도록 영향력 발휘를 가능하게 만드는 주요 권력에는 기본적으로 5가지가 있다. 그것은 강제적 권력, 보상적 권력, 합법적 권력, 준거적 권력, 보상적 권력 등이다. 리더의 영향을 받아야 하는 구성원들은 자신에게 영향력을 발휘하는 리더가 어느 정도의 권력을 가지고 있는지를 주도면밀하게 계산하고 그에 합당한 수준에서 충성하려고 한다. 단적으로 말해서, 이 5가지 권력 중에서 가장 효과가 높은 권력은 전문적 권력과 준거적 권력이다. 이 두 가지 권력을 합친 영향력은 아마도 전체의 60%는 넘을 것이다. 부모가 자식에게 강제로 무엇인가를 시킬 수 있는 것과 같은 강제적 권력은 억지로 따라 하게는 만들지만, 직장에서는 구성원들에게 리더에 대하여 무한한 적개심을 품도록 만든다. 보상적 권력은 리더와 구성원과의 관계를 거래적(去來的)으로 만든다. 보상이 중단되었다고 인식되면 충성도 철회된다. 합법적 권력은 모든 구성원들에게 중간 수준에서 설득력을 갖는다. 합법적으로 권력이 주어져 있다는 것을 인정하기 때문에 권력이 주어져 있는 기간 동안만 동기를 부여하는 영향력 권력으로 작동한다. 하지만 합법적 권력을 잘 활용한 리더들도 구성원들의 가슴 속에 존경심을 새기지는 못한다.

리더에게 존경심이나 경외심을 품으면서까지 충성하도록 만드는 권력은 준거적 권력과 전문적 권력이다. 준거적 권력이란 인간으로서 모범이 되는 행동을 보이는 것이고, 전문적 권력이란 전문분야에서 최고로 인정을 받는 것을 말한다. 우리나라 병원장들의 노련한 경영 기술자로서의 전문적 권력과 모범 시민으로서의 준거적 권력의 점수는 과연 몇 점이나 될까?

조직 관리자가 갖추어야 할 전문성

그렇다면 의사인 병원장들은 물을 수 있다. 구성원들의 동기를 부여하는데 가장 영향력이 높은 전문성은 의사로서의 전문성을 말하는가, 아니면 조직관리 책임자로서의 전문성을 말하는가? 그것은 조직의 구성원들의 입장에서 볼 때 당연하게도 다음과 같이 조직관리 책임자로서의 전문성을 뜻한다.

1) 돈이 되는 사업 아이템을 귀신처럼 찾아내고 실행할 수 있는 기업가적 역할
2) 집단 간 개인 간 갈등이 발생할 때 당사자들이 조직 발전의 관점에서 양보할 수 있도록 하거나 이와 같은 갈등이 발생하지 않도록 사전 예방적인 장치를 만들거나 하는 조정자의 역할
3) 최적의 선택과 집중을 할 줄 알고 그것에 따라 자원을 최적으로 배분할 줄 아는 전략적 자원배분자로서의 역할
4) 외부와 다른 기관과의 협상에서 우위에 설 수 있는 협상가적 역할
5) 미래에 조직에 닥쳐올 위기를 예상하여 선제적 방어대책을 만들어내고 실제 위기가 닥쳤을 때 극복해내는 역할을 제대로 수행할 수 있는 위기관리 능력

그러나 필자의 연구에서 우리나라 각종 병원의 병원장들은 이와 같은 경영자의 역할에서 구성원들에게 훌륭한 리더로 인식되지 못하고 있는 것으로 나타났다〈표 4〉.

〈표 4〉 병원의 규모/유형 및 병원장 나이 차이에 따른 경영자역할 인식의 차이

구 분		경영자 역할 인식의 수준				
		기업가 역할	조정 역할	자원배분 역할	협상 역할	위기관리 역할
유형별	500병상 이상	저	중	중	-	저
	200-499 병상	저	저	저	-	저
	200병상 미만	저	저	저	-	저
	전문병원	중	저	저	-	고
연령별	30대	저	저	-	-	중
	40대	중	저	-	-	저
	50대	저	중	-	-	저
	60대	저	중	-	-	중

〈표 4〉는 규모/유형별, 병원장 연령별 차이에 따른 경영자역할의 차이가 어떻게 나타나는지를 통계적으로 분석(ANOVA)한 결과를 해석한 것이다. 5점 척도로 측정된 수치를 알아보기 쉽게 한글로 등급화 시켜보았다. 표에서 보는 것처럼 병원 조직의 구성원들은 규모/유형 면에서는 전문병원의 병원장들만이 위기관리역할에서 높은 능력을 보이고 있다는 평가하고 있다. 나머지 모든 규모/유형, 병원장 연령별 차이 분석에서 매우 낮은 경영자역할을 수행하고 있다고 평가하고 있다. 이와 같은 결과는 우리나라 병원장들이 기본적으로 조직 관리에 요구되는 경영자 역할 수행이 미흡하여 제대로 된 성과를 달성하지 못하고 있다는 해석이 가능하다. 결과적으로 병원 조직이 높은 성과를 달성

하기 위해서 주어지는 가장 근본적인 과제는 구성원들에게 높은 동기를 부여하는 일이고, 그것이 가능하기 위해서 각 계층의 관리자들은 그들의 전문성과 준거성 수준을 높여야 한다는 것을 알 수 있다.

이에 대하여 양동현 교수 외(2008)는 의료수가의 통제를 비롯한 외부 환경이 악화됨에 따라서 각 병원들이 자구책으로 병원 내부 경영의 개선을 시도하고 있으나 대부분의 병원들이 경영개선 방향의 모색에 필요한 병원 정보를 충분히 생산하여 분석하지 못하고 있는 실정으로 기대만큼의 경영 개선 효과를 보지 못하는 경우가 많다고 지적하고 있다. 이와 같은 문제가 발생하는 이유로는 첫째, 병원의 관리체계가 외부 환경변화에 적절히 대응할 수 있을 만큼 합리적으로 설계되어 운영되지 못하고 있고, 둘째, 병원 경영에 중요한 의사결정이나 합리적인 운영을 위하여 필요한 정보가 체계적으로 분류·수집되어 활용되고 있지 못하며, 셋째, 병원 경영진의 대부분이 의사여서 경영관리에 대한 이론적 지식이 없고 관리기법이 미숙하기 때문이라는 것이다.

다행히 최근에는 의사인 병원 경영자들이 조직 관리와 개발의 중요성을 인식하고 경영학석사과정을 이수하거나 국내 유수 대학의 최고경영자과정 등의 교육프로그램 등에 등록하여 경영 관련 학습을 꾸준히 하고 있는 관계로 병원 조직 전반에서 조직 관리가 체계화·과학화되고 있다. 이런 추세에 따라 각 부서장들의 관리능력도 전반적으로 향상되고 있다.

성과 향상을 위한 관리 지식

모든 조직 관리자들은 자기 조직이나 부서의 성과를 높이고 싶어 한다. 그러나 성과를 높이는 것은 엄연히 고도의 전문성이 요구되는 과업이다. 저절로 되는 것이 아니다. 자기 전문분야에서 탁월하다고 해서 조직 전반의 성과를 높일 수 있는 것은 아니다. 성과를 높일 수 있는 항목과 그 항목들을 관리할 수 있는 세부적이면서도 정교한 지식과 기술을 갖추고 있어야 한다. 관리자들이 성과를 높이고자 한다면 다음 4가지로 제시된 항목들에 익숙하고 그것들이 평상시에 제대로 가동하고 있는지를 파악하는 것이 습관화되어야 한다. 다음 4가지는 앞에서 설명한 것처럼 조직에서 리더의 역할은 사람관리, 성과관리, 조직관리를 통하여 조직을 발전시켜나가야 하는 책임을 지고 있다는 것과 일맥상통한다. 조직의 관리를 통하여 성과를 향상시키고자 할 때 관리자들이 반드시 고려해야 할 4가지 요소는 다음과 같다.

1) 목표의 명확성과 참여도 제고

- 우리 병원의 목적과 방향은 무엇인가?
  - 미션, 비전, 가치, 전략
- 우리 병원의 이해당사자는 누구이며 그들의 요구는 무엇인가?
- 그들의 입장에서 볼 때 우리 병원은 얼마나 잘 하고 있는가?
- 우리 병원의 목표는 무엇인가? 그 이유는?
- 목표는 구체적이며 측정가능한가?

- 구성원들은 목표의 제정에 분명히 참여하고 있다고 믿는가?
- 우리의 목적, 방향 및 목표에 대한 참여 수준은 어느 정도인가?
- 구성원 개개인의 목표는 무엇인가?
- 구성원들은 조직의 목표를 분명하고 구체적으로 인식하고 있는가?
- 우리 병원은 구성원 개개인의 목표를 얼마나 잘 지원하고 있는가?

2) 역할의 명확성과 책임

- 부서별 주요 책임영역은 어디이며 책임자는 누구인가?
  - 중복되는 곳은 없는가?
  - 책임소재가 불분명한 곳은 없는가?
- 구성원 모두가 기대되는 역할을 명확히 알고 있는가?
- 부서와 개인의 과업승인을 누가 해야 하는지 잘 알고 있는가?
- 직원은 문제해결을 위해 누구와 상담해야 하는가?
- 직원에 관한 일은 누가 알아야 하는가?
- 리더십 역할에 우리가 원하는 대로 다루어지고 있는가?

3) 효과적 수행을 위한 절차

- 과업의 절차는 목적, 방향 및 목표에 부합하는가?
- 고객을 대하는 절차는 효과적인가?
- 우리 병원의 의사결정 절차는 효과적인가?

• 평가와 보상은 올바른 행위에 초점을 맞추고 있는가?
• 각종 회의는 효과적인가?
• 우리는 명확하고 효과적인 문제해결 프로세스를 갖고 있는가?
• 커뮤니케이션 : 적절한 정보가 적합한 사람에게 전달되는가?
• 모든 과업절차는 참여, 창의성 및 생산을 촉진시키며 능력을 배양하는가?
• 다른 팀을 대하는 절차를 얼마나 잘 관리하고 있는가?
• 지속적으로 절차를 향상시키고 개선을 위한 민주적 절차를 갖고 있는가?

4) **대인관계**

• 피드백과 인정이 이루어지고 있는가?
• 구성원들은 소속감과 자신들의 가치를 느끼고 있는가?
• 우리 병원 구성원들은 서로 지원하는가? 아니면 대치하는가?
• 우리는 갈등을 극복하면서 일할 수 있는 기술(skill)을 보유하고 있는가?
• 생산적 커뮤니케이션을 위한 규범들이 제대로 움직이고 있는가?
• 구성원들은 고객을 이해하려고 애쓰는가?
• 개인차를 존중하고 활용하고 있는가?
• 우리는 지속적으로 서로의 최고 이익을 위해 행동하며 참여와 분배에 대한 신뢰를 구축하고 있는가?

하지만, 실제로 병원에 근무하는 사람들과 이야기를 나누다보면 자기가 근무하고 있는 병원의 비전이나 목표를 정확히 알고 있거나, 혹은 그 비전이나 목표가 설정되게 된 배경에 대하여 세세하게 알고 있는 경우가 드물다. 이것은 바로 그 조직의 비전이나 목표가 몇 명의 간부들이나 주요 인사들만 참여한 가운데 만들어졌을 뿐이라는 것을 말해준다. 더 재미있는 현상은 그 비전이나 목표의 설정에 참여한 관리자들도 시간이 지나면서 비전과 목표를 잊어버린다는 사실이다. 그것은 바로 병원이 어떤 방향으로 가고 있다는 것을 잃어버렸다는 것을 뜻한다. 최고경영자나 부서장들이 구성원들에게 조직의 비전과 목표를 숙지시키는 것은 성과를 높이는 기본적인 임무로 인식하고 있어야 한다. 혹시 군대를 다녀온 사람들이라면 병영생활에서 수시로 큰 소리로 자신의 임무를 숙지해야 했던 일을 떠올릴 수 있을 것이다. 사병들이 이렇게 하는 이유는 무엇 때문인가? 각기 다른 임무를 맡고 있는 군인들이 자신의 임무를 숙지하지 못한다는 것은 전투에서 패배할 수 있다는 것을 의미하기 때문이다. 사람들이 인생에서 실패하는 이유는 기본적으로 목표가 무엇인지를 모르고 삶을 살아가고 있기 때문이 아닌가?

좋은 예로, 우리나라에서 망하거나 부도가 나는 사립대학들은 설립자들이 육영사업이라는 목표의식을 상실하고 대학을 철저하게 돈벌이 수단이나 유산상속의 수단으로 활용하기 때문이다. 이들 설립자들은 기획실이나 인사부서에 근무하는 우수한 인력을 대학을 훌륭한 명성 있는 조직으로 발전시키는 방향으로 활용하기보다는 부정한 방법이나 편법으로 돈을 빼돌리는데 적극적으로 활용하게 된다. 이 과정에서 그 똑똑하던 직원들의 생각과 행동도 부패된다. 그 결과 대학은 사회가 그에게 허락한 인재육성이라는 방향성을 완전히 상실하고 그릇된 방향으로만 가게 되는 것을 볼 수 있다.

조직 구성원들이 조직의 목표를 분명히 인식하고 직무를 수행하거나 직장생활을 하는 동안에 의식을 목표에 맞춰가는 것을 우리는 한 방향 정렬(alignment)이라고 한다. 이것이 강할수록 목표 달성도가 높아지고 약할수록 목표달성도도 낮아진다. 많은 병원들이 이와 같은 조직 관리의 기본조차 지켜지지 않는 가운데 운영되고 있는 것은 얼마든지 목격할 수 있다.

문제는 또 있다. 조직이 목표를 달성하는데 있어서 갖추고 있어야 할 첫 번째 조건은 조직의 목표와 방향의 명확성, 그리고 그것에 대한 구성원 참여도이다. 이때 목표달성 여부의 첫째는 구성원들이 조직의 목표를 정확히 알고 있는지, 또 목표의식을 갖고 있느냐 없느냐의 문제이지만, 목표와 관련하여 두 번째로 중요한 것은 구성원들이 비전이나 목표에 대하여 얼마나 참여의식을 갖고 적극적으로 실천하느냐의 문제이다. 참여의식이 높지 않으면 실천은 잘 되지 않는다. 이것은 인간의 기본적인 생활생리현상이다. 따라서 우리나라 병원 구성원들의 의식이나 행동이 과연 정해진 조직 목표와 한 방향 정렬이 되어 정확하게 조직의 성과를 높이는 방향으로 작동하는지는 의문이다. 이와 같은 결과를 가져오는 또 다른 이유는 주로 병원들이 갖고 있는 비전이나 목표가 현실과 동떨어진 것들이 많기 때문이기도 하다.

앞으로 병원장이나 관리자들이 직원들과 이야기를 나눌 때 반드시 확인하기를 권유하고 싶은 일이 하나 있다. 상대방이 과연 병원의 발전을 위하여 헌신하고자 하는 목표의식을 분명히 가지고 있는지 여부이다. 모든 직원들이 그 의식이 분명하다면 병원은 경쟁력을 가지고 있고 또 경쟁력이 높아질 가능성도 크다. 그러나 그것이 희박하면 할수록 그 병원은 경쟁에서 뒤쳐질 것이다.

선진국이 지향하는 생산적 조직구조

현재 선진국 조직들이 높은 생산성을 달성하기 위해 최고경영자들이 추구하고 있는 새로운 조직 구조의 모습은 어떤 것일까?

1) 높은 관리계층에서 낮은 관리계층으로

기존의 전통적인 수직적 관리계층은 의사결정을 지연시키고 계층 간 정보의 흐름을 단절하고 왜곡시키는 요인으로 작용하였다. 또한 조직의 위아래로 정보흐름의 중개역할을 하는 중간관리자의 역할도 정보기술의 고도화로 상당부분 불필요하거나 그 역할이 바뀌었다. 의사결정자와 외부환경과 고객 사이의 거리를 멀게 하여 현장감 있는 환경변화를 이해할 수 없게도 만들었다. 그 결과 환경 변화를 제대로 반영하지 못한 그릇된 의사결정을 내리게 됨으로써 경영상으로도 손실을 가져온다. 된다. 의사결정은 그 일을 가장 잘 알고 정확한 정보를 가질 수 있는 곳에서 처리하는 것이 바람직하기 때문에 일선현장에 위양되는 것이 효과적이다.

2) 높은 공식화에서 자율적 합의 중시

공식화는 조직 구조를 구성하는 중요한 요소로써 일정한 방향으로 사람들의 행동양식을 규정하여 작업결과의 예측을 가능하게 하고 조직 내 질서를 유지시켜 준다. 또한 업무상 책임에 대한 명백한 증거자료를 제공하고, 책임을 명확히 하여 구두 의사소통에서 발생되는 업무상 혼선과 망각에 따른 손실을 최소화한다. 그러나 갈수록 공식화가 과도해지면서 형식주의와 문서만능주의가 만연되고 생각이 경직되었다. 공식화는 작업이 시간변화에 관계없이 안정적이고 어느 정도 예측 가능할 때 그 작동의 의미가 배가된다. 그러나 예측이 불가능하고 수시로 작업수행방법과 규칙이 달리 적용되는 상황에서 작업을 표준화하고 공식화하는 것은 무의미하다. 오히려 업무처리의 유연성과 신속성을 저해하는 요인이 된다. 갈수록 불확실하고 예측하기 어려운 상황이 전개되는 환경변화 하에서는, 공식적인 절차를 따르기보다는 상황에 관련된 담당자들끼리 자율적 합의에 의하여 의사결정을 하는 것이 훨씬 더 효과적이다.

3) 수직적 관계에서 수평적 관계로

관료제조직은 관리계층이 많다보니 자연적으로 인간관계가 수직적이 되고 그 결과 도저히 창의성을 발휘하지 못하게 된다. 수직적 관계를 중시하는 조직에서는 무능력해도 상사의 주도로 조직이 운영된다. 똑똑한 조직구성원도 바로 수직적 계층라인을 통하여 무능한 상사의 명령과 지시를 받아야 한다. 그 상사가 부하직원의 모든 행동을 규제하고 평가하여 보상을 제공하는 권한을 갖고 있기 때문이다. 이와 같은 조직은 필연적으로 망할 수밖에 없고, 그래서 많은 병원들이 망하고 있다.

4) 권한의 집중에서 위양으로

전통적인 조직에서 일선 담당자는 자신의 책임 하에 의사결정을 하지 못한다. 늘 상사의 지시에 의하여 업무를 수행하기 때문에 수동성이 몸에 배이고 생각 없이 과업을 수행하는 경향이 크다. 그러나 현실의 경영환경은 너무도 복잡하고 급변하고 있다. 한 두 사람이 모든 문제를 파악하여 합리적인 판단을 내리는 것은 불가능하다. 그 문제를 가장 잘 알고 있고 직접 다루는 곳에서 올바른 판단을 내릴 수 있도록 하는 것이 최선이다. 컴퓨터 언어도 모르는 병원장이나 의사 관리자들이 정보통신팀장의 전문적 의견을 무시하는 경우는 얼마든지 발생한다. 내가 국내의 많은 병원 직원들과 대화를 나눠본 결과 얻는 결론은, 우리나라 병원 구성원들은 주인의식을 가지고 일하는 것이 아니라 주인을 의식하며 일한다는 것이다.

5) 내부 통제에서 네트워크화로

이제는 조직들이 핵심기능만을 보유하고 지원기능이나 부가적인 기능은 그 일을 더 잘하거나 유리한 조건으로 생산할 수 있는 조직에 의뢰함으로써 경영효율을 극대화하는 시대이다. 이미 많은 중소병원들이 의약품이나 소모품관리에서 시행하고 있듯이 병원이 잘 하지 못하는 업무는 외부화하고 외부조직과의 긴밀한 네트워크 관계를 구축해나가는 것이 답이다.

6) 진정한 팀제로

전통적인 부, 과 제도는 피라미드조직이 지니는 관료성, 경직성 등으로 인해 급변하는 경영환경에 신속하고 유연한 대응이 어려운 탓에 이것을 극복하기 위해 팀제가 도입되었다. 그러나 우리나라 공공기관이나 병원의 팀제는 100% 무늬만 팀제이다. 진정한 미국식 팀제란 팀장에게 채용을 비롯한 인사관리, 평가, 재무적 권한이 주어지는 것이다. 팀은 조직 내에서 또 다른 독립적인 소기업인 것처럼 운영된다. 미국은 이러한 팀제를 가동함으로써 생산성을 높였다. 한국은 미국에서 팀제라는 이름만 갔다가 쓰고 있을 뿐 생산성을 극대화하기 위한 미국식 알맹이는 하나도 없다. 그냥 팀제라고 표현하면 안 되고 부, 과제식 팀제라고 해야 한국식 팀제를 말하는 것이 될 것이다.

7) 기능단위에서 프로세스단위로 조직화

변화하는 시대에 조직이 성공하기 위해서는 부서 사이의 벽을 허무는 것이 첫 번째 조건이다. 그래야 고객요구에 신속한 대응과 신속한 업무 처리가 가능하다. 이것을 프로세스 조직이라고 한다. 고객에서부터 시작하여 고객에서 끝나는 프로세스를 고객의 요구에 맞도록 얼마나 잘 설계하고 운영하는가가 향후 조직 경쟁력의 핵심이 될 것이다. 특히, 조직 운영의 프로세스화는 현재의 기능 및 계층 중심의 조직구조보다 더 간단하고 유연해 질 것이다.

8) 지원 중심으로 스텝 기능의 전환

조직의 연구자들에 의하면, 스텝 기능은 갈수록 그것을 유지하는 데 드는 비용에 비하여 큰 성과가 없다고 한다. 오히려 사업부서와 스텝 부서 간의 갈등과 이해상충으로 의사결정이 지연되고 유연한 업무처리가 지장을 받는다고 한다. 여전히 스텝들은 최고경영자의 신임을 무기로 일선부서를 무력하게 만들기가 일쑤이다. 이것을 목격하는 유능한 직원들은 직접적인 가치창출 부문에서 일하기보다는 스텝 부서에서 근무하기를 선호하게 되는 조직불균형 현상이 심화되었다. 관리자들은 조직에서 부가가치를 창출하는 곳은 분명히 사업부문이라는 신념을 갖는 것이 중요하다. 갈수록 경쟁이 치열해지는 환경변화 속에서 스텝부서는 성과 창출을 위한 지원의 형태로 기능전환이 이루어지는 것이 효과적이다. 이를 위해서 스텝 부서도 성과창출에 책임을 나누어지는 평가제도의 개선이 요구된다.

| part 6 |

병원 조직구성원의 성과행동 유발

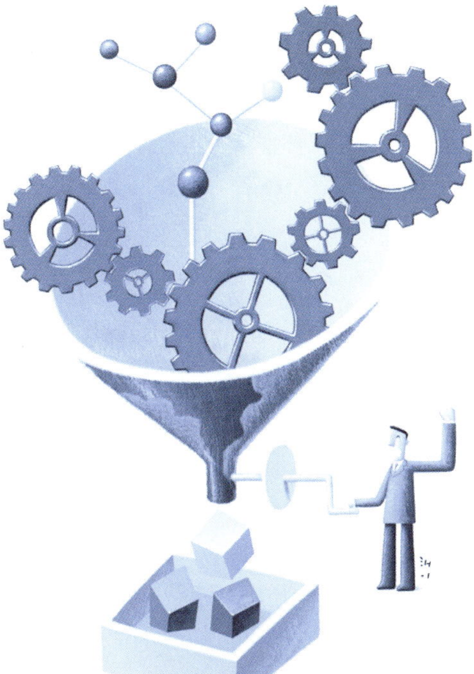

조직행동 이해의 중요성

조직을 구성하고 있는 개인이나 집단이 '왜 그렇게 행동하는가? - 같은 날짜에 입사한 간호사들 중, 왜 어떤 간호사는 고객 만족도 점수가 90점이고, 다른 간호사는 80점밖에 안 되는가? 왜 원무팀은 단합이 잘 되는데 기획팀은 구성원 간 갈등이 심한가?' - 하는 질문은 성과를 달성하고 싶어 하는 모든 조직 관리자의 중요한 관리적 물음 중의 하나이다. 개인이나 집단이 왜 그렇게 행동하였는가에 대한 해답을 얻기 위한 노력은 곧 인간의 행동을 설명하려는 노력인 것이다. 즉, 대부분의 인간이 어떤 현상을 이해하려면 그것을 설명하는 것부터 시작해야 하며 그 현상에 대한 이해가 이루어지고 나서야 비로소 현상의 원인을 규명할 수 있다. 병원 조직에서 인력에 대한 관리가 효과적으로 이루어지기 위해서는 직원들의 조직 속에서의 행동에 대한 깊은 이해가 있어야 하는 이유이다.

인간의 조직행동을 설명하려는 노력은 조직에서 관리적 차원과 매우 중요하게 결부되어 있다. 왜냐하면, 직원들이 조직을 떠나가고 있다면 관리자는 그 이유를 알아야 할 것이고 효과적인 방지책을 강구할 수 있어야 한다. 방지책을 강구하기 위해서는 먼저 직원들이 조직을 떠나는 이유를 알고 있어야 한다. 직원들은 여러 가지 이유 때문에 조직을 떠난다. 만약, 직원들이 병원 조직을 떠나는 이유가 권태로운 직무 때문인 것으로 나타났다면 관리자들은 미래에는 그와 같은 사건이 발생하지 않도록 관리적으로 필요한 조치를 취해야 할 책임을 지고 있다.

이와 같은 조치를 취하기 위하여, 즉 직원들이 일에 대하여 흥미와 도전감을 갖도록 새로운 제도나 시스템을 만들기 위해서는 기본적으로 조직 구성원들의 행동을 구성하고 있는 요소들을 충분히 이해하고 있어야 한다. 이때 조직의 관리자는 미래에 취할 특정 조치(새로운 제도의 도입이나 시스템의 구축)로부터 어떤 결과(개인의 직무행동 변화)가 초래될지 통찰을 통해 규명할 수 있어야 한다. 이것은 매우 중요한 조직 관리의 기본이다. 예를 들어, 어떤 병원의 회계부서에서 새로운 컴퓨터 시스템의 도입 및 설치에 대한 부서 직원들의 반응을 알아보고자 한다면, 그 부서의 관리자는 직원들의 행동을 예측하기 위해 노력하고 있는 것이다. 그 관리자는 조직행동에 대한 지식을 기초로 하여 변화에 대한 직원들의 행동반응을 예측할 수 있을 것이다. 조직 내 인간의 행동을 연구하는 조직행동론의 지식체계 속에는 중요한 변화를 실천하는데 있어서 수반되는 여러 가지 방법들이 제시되어 있다. 많은 조직 관리자들이 인간의 조직행동에 대한 깊은 이해 없이 자신들의 경험과 느낌만으로 직원들을 관리하려다가 원성만 사는 경우는 흔한 일이다.

유능한 조직의 관리자들은 여러 가지의 변화개입(change intervention)을 시도할 때 직원들의 반응을 미리 조사하고 측정하려고 한다. 관리자들이 조직을 관리할 때 이와 같은 체계적인 접근을 하는 이유는 어떤 유형의 전략이 최소한도의 저항을 유발시킬 것인가에서 부터 또 그와 같은 변화로부터 얼마나 큰 성과를 유도해낼 수 있는지, 그리고 그와 같은 행동변화 관련 정보를 변화 추진 의사결정에 얼마나 활용할 수 있는지 등에 대하여 알 수 있게 해주기 때문이다.

하지만 아이러니하게도 조직행동에 대한 연구 중에서 가장 논란이 되는 것은 조직행동에 관한 지식을 동원하여 인간의 행동을 통제하는 문제에 관한 것이다. 예를 들어, 어느 병원의 원무팀장이 직원 홍길동 씨에 대하여 '보다 더 적극적으로 자신의 직무에 관심을 기울이도록 하기 위해 어떻게 하면 좋을 것인가?'에 대해 고민한다면, 그것은 바로 홍길동 씨의 행동을 통제(control)하는 문제와 결부되어 있는 것이다. 조직행동에 관한 이론들이 인간의 행동을 조직 목표 지향적으로 교묘하게 계획되어(짜여져) 있는 것은 사실이다. 그러나 직원들은 이와 같은 사실을 모르는 경우가 많다. 그럼에도 불구하고, 개인행동을 성과 지향적으로 통제하기 위한 이론들이 조직 관리에 있어서 직무상 성과를 높이는데 가장 크게 기여하고 있다는 점은 부인하기 어렵다. 이와 같은 조직 관리의 현상을 변명할 수 있는 인문학이 있다.

그 유명한 프랑스 소설가 생 택쥐베리는 책 〈어린 왕자〉에서 사람은 누구에겐가 길들여지는 것이 행복할 수 있다고 주장한다. 앞뒤가 맞지 않는 것 같은 이 말은 인간관계의 진실을 담고 있다. 누가 누구에겐가 길들여진다는 것은 길들인 사람이 그동안 얼마나 진심으로 그 사람을 사랑했는지, 길들여지는 사람을 위하여 얼마나 많은 희생을 했는지를 말해주는 것이기도 하다. 많은 사람들은 어머니에게 길들여진다. 그들은 세상살이가 힘들 때면 어머니의 품을 그리워하곤 한다. 관리자의 직원을 위한 진정한 희생이 없이는 직원들은 절대로 조직이나 관리자가 원하는 대로 길들여지지 않는다. 어머니는 자식을 낳을 때 겪는 엄청난 고통을 감수한다.

그 고통이 자식에 대한 희생까지 감수하게 만든다.

일단의 생물학자들이 서사모아 섬에서 이제 막 알을 낳을 때가 된 거북이들에게 알을 쉽게 나으라고 진통제를 주사하는 실험을 수행했다고 한다. 그랬더니 진통제를 맞은 거북이들은 그들이 낳은 알들을 다 먹어치웠다고 한다. 생물학자들은 고통 없이 낳은 알들에 대해서는 모성 본능이 작동하지 않는 것으로 추측했다. 직원들을 아끼고 사랑할 줄 모르는 관리자들은 직원들을 쉽게 내치기도 한다. 이런 일이 반복된다면 결국 조직은 황폐화되고 만다. 딸이 성장하면서 엄마를 어떻게 생각하는지 심리학자들의 재미있는 조사결과를 보자.

- 4살 : 엄마는 뭐든지 다 알아!
- 8살 : 엄마는 정말 아는 게 많아!
- 12살 : 엄마가 뭐든지 다 아는 건 아냐!
- 14살 : 엄마는 아무것도 몰라!
- 16살 : 엄마가 뭔데?
- 18살 : 엄마는 너무 구닥다리야!
- 25살 : 엄마 말이 옳았는지도 몰라!
- 35살 : 결정하기 전에 엄마한테 물어보자!
- 45살 : 엄마라면 어떻게 했을까?
- 70살 : 엄마한테 물어볼 수 있으면 얼마나 좋을까?

행동의 기반은 학습

병원을 비롯한 대부분의 조직은 오늘날 심각한 경쟁상황에 처해 있다. 모든 조직은 갈수록 그 구성원들에게 전보다 더 높은 성과를 달성할 것을 요구한다. 그런데 조직에서 일하는 개인들은 그의 행동을 통하여 성과를 낸다. 각 개인의 행동이 성과 지향적이 되기 위해서는 동기부여와 능력을 갖추고 있을 것이 요구된다. 아무리 동기부여가 잘 되더라도 직무수행에 필요한 능력을 갖추지 못하면 업적을 낼 수 없다. 이때 능력은 두 가지 요인에 의해 영향을 받는다. 하나는 적성이고 다른 하나는 학습이다. 그러나 적성도 역시 학습을 통하여 더 새롭게 개발되지 않으면 의미가 없다.

어떤 것이든지 행동이란 유기체가 하는 측정 가능한 모든 것이라고 할 수 있다. 유기체로서 인간이 하는 행동은 학습과 경험에 의해 변한다. 경험은 행동에 영향을 미치거나 혹은 영향을 미칠 수 있는 사건에 대한 노출을 가리킨다. 이러한 사건을 자극(stimuli)이라고 한다. 자극은 자신의 내적인 지각도 있지만 주로 물리적인 사건이다. 이처럼 인간 유기체가 외부의 자극을 받아 행동을 변화시키는 과정을 학습(learning)이라고 한다. 학습이란 훈련이나 경험의 결과로 발생하는 비교적 영구적인 행동의 변화를 말한다. 그러므로 학습은 변화를 수반해야 하고, 이러한 변화는 일시적이 아니라 지속적인 것이어야 한다.

모든 조직에서 개인의 행동은 목표 지향적, 또는 성과 지향적으로 개선되어야 한다는 당위성을 갖는다. 이와 같은 행동의 수정(behavior modification : OB-Mod)은 학습의 결과로서 실현되는 것이다. 이때 학습을 위해 사용되는 도구로는 첫째, 조건화(conditioning)가 있다. 조건화란 학습이 되도록 적절한 여건을 마련해 주는 것을 말한다. 둘째, 새롭게 익힌 행동이 지속되도록 강화(reinforcement)하는 방법이 있다. 셋째, 이성적 판단에 의한 인지(cognition) 학습이 있다.

이처럼 학습을 보는 관점에는 심리학의 행동주의 이론에 의한 고전적 조건화와 조작적 조건화가 있고, 심리학의 인지이론에 의한 인지학습이 있다. 그리고 조건화 이론과 인지이론이 결합된 관찰 학습이 있다.

1. 조건화 학습

1) 고전적 조건화

고전적 조건화(classical conditioning)란 어떤 반응을 유발하지 않는 중립 자극(neutral stimulus)과 반응을 일으키는 자극인 무조건 자극(unconditioned stimulus)을 반복적인 과정을 통해 짝지어 주는 것을 말한다. 중립 자극과 무조건 자극이 계속적으로 짝지어지면 중립 자극은 결국 조건 자극(conditioned stimulus)이 된다. 인간의 행동은 이처럼 무조건 자극과 중립 자극이 짝지워진 조건 자극에 의해 학습이 일어난다는 것이다.

이는 러시아의 생리학자 파블로프(Ivan Pavlov)의 개 실험을 통하여 이론화 되었다. 파블로프는 개 실험을 통해 개가 침을 흘리는 학습이 어떻게 이루어지는지 설명하였다. 이 이론은 인간의 학습을 설명하는 가장 중요한 고전이론이 되었다. 오늘날 대부분의 TV 광고는 이 조작적 조건화 원리에 근거를 두고 있다. 〈표 5〉는 고전적 조건화의 절차이다.

이 원리는 조직에서 관리자가 바라는 방향으로 직원의 행동을 바꾸고자 한다면 자극을 지속적으로 주어야 한다는 것을 알 수 있게 해준다. 바꿔 말하면, 직원들이 바뀌지 않고 있다면 자극, 그것도 지속적으로 주어지는 자극이 없다는 뜻이다. 아니면 자극은 있지만 직원들이 그것을 자극으로 인식하지 못하고 있기 때문이다.

〈표 5〉 파블로프의 고전적 조건화 실험

단계	자극		반응
1단계	음식(무조건 자극)	⇨	침 흘림(무조건 반응)
2단계	종(중립적 자극)	⇨	무반응
3단계	음식을 줄때마다 종을 치는 것을 반복(무조건 자극+중립 자극)		
4단계	종(조건 자극)	⇨	침 흘림(조건 반응)

2) 조작적 조건화

고전적 조건화가 자극과 반응의 기계적 조합이라면, 조작적 조건화/작동적 조건화(operant conditioning)는 사람의 반응 여부에 따라 결과가 주어지도록 학습되어진다는 관점이다. 사람이 환경에 주도적으로 작동한 다음에 환경으로부터 결과 또는 보상이 주어진다. 이러한 점에서 조작적 조건화는 좀 더 인간에게 실용적으로 적용되는 이론이다. 이 이론은 직장에서의 급여, 승진, 칭찬, 상장, 성취감, 처벌 등이 인간의 행동과 어떻게 연관되는지를 설명하는 가장 대표적이고 일반적인 이론이다.

행동주의 심리학자 스키너(B. F. Skinner)는 작은 상자에 생쥐를 집어넣고 거기에 하나 이상의 전등, 프레스 바, 먹이 그릇을 놓아두었다. 이러한 도구들을 스키너 박스(Skinner Box)라고 한다. 프레스 바를 건드리면 먹이가 먹이 그릇에 떨어지게 고안되어 있었다. 그러나 다른 행동은 아무리 해도 먹이가 그릇에 떨어지지 않도록 고안되어 있다. 스키너 박스에서 생쥐들은 처음에는 막 돌아다니면서 새로운 환경을 정탐하게 된다. 생쥐가 어쩌다가 바를 건드리면 먹이가 떨어짐에 따라 생쥐가 프레스 바를 건드리는 횟수는 줄어든다.

〈표 6〉 스키너의 조작적 조건화 실험

프레스 바 ⇨	프레스 바를 건드림 ⇨	먹이가 떨어짐
(조작적 자극 : stimulus)	(조작적 반응 : response)	(결과 또는 보상 : consepuence)

또한 이 실험에서 만일 지렛대를 건드려도 먹이가 떨어지지 않도록 다시 스키너 박스의 작동구조를 바꾸면, 생쥐가 프레스 바를 건드리는 행위가 줄어들게 된다. 학습된 행동이 사라지는 것을 소거(extinction)라 부른다. 이 원리는 조직에서 직원들의 행동을 바꾸고자 한다면 지속적으로 자극을 주어야 하되, 그 자극이 성과와 연결되어 있다고 직원들이 인식하고 있어야 한다는 점이다. 따라서 병원장이나 관리자들은 병원이 발전하면 할수록 그 과실은 직원들에게 돌아간다는 점을 계획적이고 의도적으로, 또 지속적으로 설파해야 한다. GE를 세계적인 기업으로 발전시킨 경영자 잭 웰치는 직원에게 10번 이상 강조하지 않은 것은

이야기하지 않은 것과 같다고 주장했다. "도대체 말이야, 직원들이 한번 말하면 알아들어 먹어야지!" 하는 관리자들의 하소연은 얼마나 어리석은 사람관리 방식인가?

스키너에서 한 걸음 더 나아가 쏜다이크(Thorndike)는 종이 박스 속에 넣은 고양이가 박스를 빠져 나오기 위해 무조건 발톱으로 상자를 할퀴는 행동을 하는 것을 보고, 고양이를 다른 박스에 넣으니 전에 본능적으로 상자를 할퀴는 것보다 조직적으로 상자를 할퀴는 것을 관찰했다. 연속적인 실험을 통해 쏜다이크는 '보상받는 행동은 계속하려고 한다.'는 효과의 법칙(law of effect)를 발표했다. 여기에서 행동주의 과학자들은 사람은 누구든지 보상받는 행동은 계속 유지하려고 한다는 것을 발견했다. 이제 모든 조직의 관리자들은 개인의 행동이 언제나 더 높은 성과를 향하도록 하기 위해서는 각종 인센티브제도를 만들어 교묘하게 활용하는 것이 매우 효과적이라는 것을 알고 있다.

그러나 우리나라 대부분의 병원장들은 의료수가가 낮다는 이유로, 그래서 병원 경영이 어렵다는 이유로 인센티브는 꿈도 꾸지 못한다고 주장한다. 그런 생각에서 벗어나지 못한다면 직원들이 행동이 바뀌기기를 기대할 수는 없을 것이다. 우리나라 많은 병원들의 경영 행태를 보면, 직원들에게는 연봉 2천만 원 주는 것도 아까워하면서 경영진들은 최고급 자동차를 타고 다니고 휴일에는 골프를 즐기는 것을 얼마든지 볼 수 있다. 이런 관리자행동은 그가 준거적 권력을 갖고 있지 않다는 것을 공개하는 것과 같다. 그가 리더로서 발휘하는 어떤 영향력도 직원들에게는 잘 수용되지 않을 것이다.

2. 인지적 학습

앞에서 설명한 고전적 조건화와 조작적 조건화는 인간의 모든 행동을 자극(刺戟), 반응(反應), 결과(結果)의 결속 관계만을 가지고 설명하려는 행동주의적 관점이다. 반면에 인지적 학습(cognitive learning)은 자극과 반응행동 사이에 인지라는 유기체적 요소가 매개변수로 존재함을 인정하는 관점이다. 인지란 정보를 알아내는 활동으로서 행동에 앞서서 일어나는 인간의 생각, 지각, 문제 해결, 정보처리 등의 과정을 말한다.

앞서 살펴본 조건화 이론과 달리, 인지학습 이론은 인간에게 독특하게 발생하는 인지(cognitive)의 과정을 다루고 있어서 조직의 직무행동에 적용하는데 있어서 시사점이 매우 크다고 볼 수 있다. 특히 인간의 내부과정에서 발생되는 기재를 과거에는 알기 어려웠으나 오늘날 과학기술의 발전은 이를 좀 더 체계적으로 연구할 수 있는 계기를 마련해 주고 있다.

〈표 7〉 조건화 학습 모델과 인지 학습 모델의 통합

자극(S)	⇨	인지(O)	⇨	행위(R)	⇨	결과(C)
(stimulus)		(organism)		(responses)		(consequence)

발달심리학자들에 의하면 인간의 지적 능력은 20~30세를 정점으로 하여 쇠퇴의 길을 걷게 된다고 한다. 따라서 당시에는 이러한 쇠퇴를 스스로 노력에 의해 다소나마 지체시키는 것이 최선의 길이었다. 그러나 다른 연구에 의하면 단어의 의미를 파악하거나 사회적 적응 등과 같이 지금까지의 축적된 경험이나

지식에 기초한 판단이나 대응에 필요한 '결정성 지능(crystallized intelligence)'은 성인이 되면서 더 증가하는 경향을 보였다. 즉 현실적인 문제해결 능력이나 적용 그리고 경험에 의존하는 능력은 30세 이후의 성인기에도 인지적으로 계속 발전한다는 것이다. 반면, 타고난 특성으로서 새로운 것을 학습하거나 속도를 요구하는 능력의 '유동성 지능(fluid intelligence)'은 14~16세에 성숙기에 도달하고 이후 쇠퇴하기 시작한다는 것이다.

인지적 학습의 경우, 유아기와 아동기까지는 새로운 것을 학습하거나 속도를 요구하는 능력에 대한 지능이 높아지지만, 성인기에는 경험에 의존하여 문제를 해결하거나 적용하는 능력에 대한 지능이 높아진다는 것이다. 최근의 인지이론에 의하면, 인간은 누구든지 사회생활에서 [그림 10]과 같은 인지능력을 활용한다.

[그림 10]에서 보는 것처럼 인간은 기본적으로 그가 해야 할 행동을 하고 필요 없는 행동을 하지 않는데, 이것은 인간은 상징적 과정에 의한 자기 규제 능력을 갖고 있기 때문이다. 예를 들어, 작가들이 현재의 작품 활동에 대한 수입이 전혀 없어도 글을 쓰는 이유는 미래에 기대되는 예상적인 결과/성과 때문이다. 이처럼 사람이 보상이나 처벌에 의해서만 행동하지 않는다는 것이 인지과정 이론이다. 인간은 학습과정을 통하여 반응을 성취할 뿐만 아니라 반응이 일으킨 효과에 대해서도 주의를 기울인다. 자신의 행동이 전과 다른 결과를 가져온 것을 관찰할 때, 사람들은 어떤 행동이 어떤 상황에서 가장 적절한 것인지에 대하여 곰곰이 생각하게 되고 앞으로의 행동에 대한 가설을 세우기도 한다.

[그림 10] 사회적 인지이론(SCT)에 의한 인간의 기본적 능력

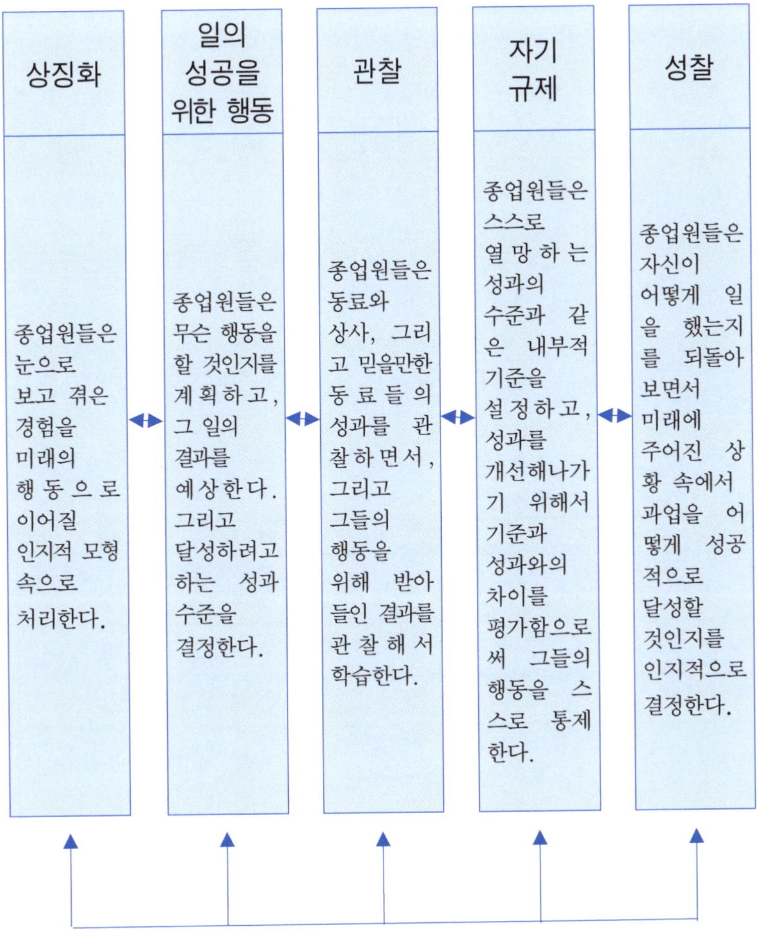

참고문헌 : Alexander D. Stajkovic and Fred Luthans(1998), "Social Cognitive Theory and Self-Efficacy: Going beyond Tradtional Motional and Behavioral Approach," Organizational Dynamics, Spring, p. 65.

즉, 병원의 경영자들이 행동하는데 있어서 직원들에게 모범을 잘 보이고, 직원들을 선발할 때 이타주의적 인자가 많은 사람들을 뽑을수록 병원 직원들이 인식작용을 통하여 조직이 발전하는데 충성하고 뭔가를 기여하려고 노력할 가능성은 얼마든지 있다. 〈표 8〉은 인지능력을 구성하는 요소들이 현장에서 어떤 행동의 결과를 가져오는지를 잘 보여주고 있다.

〈표 8〉 직무 수행과 관련된 인지 능력

인지 능력	능력의 특징	직무 과제의 예시
언어 이해	읽고 들은 것을 이해하며, 단어의 뜻과 단어 사이의 관계를 이해한다.	성희롱에 관한 조직 정책을 따르는 감독관
연산 능력	빠르고 정확한 산수 계산을 한다.	판매세와 그들의 수수료를 계산하는 자동차 판매인들
공간 시각화	공간 패턴을 인지하고 공간이 변화할 때 사물의 위치를 상상한다.	고객에게 변화를 설명하는 건축업자
지각 속도	빠르게 공통점과 차이점을 찾는다. 시각 인식을 요하는 과제를 수행한다.	제품 결함에 주의하는 품질 관리 엔지니어
기억력	기억을 암기하여 지난 사건/경험을 유지하고 상기시킨다.	회사의 지난 경험을 새로 만들어진 프로젝트 팀에게 조언하기 위해 끄집어내는 지식 경영자
귀납적 추리	특별한 것으로부터 일반적인 것까지의 논리적인 연속적 사건을 찾는다.	몇 개의 독립된 연구로부터 혁명적인 제품을 끄집어내는 연구부서의 과학자

3. 관찰 학습

관찰학습(observational learning)은 조건화 학습과 인지적 학습을 통합하는 관점이다. 학습이 직접 경험뿐만 아니라 다른 사람에게서 일어난 것을 관찰함으로써, 또는 단지 듣는 것에 의해서도 일어난다는 것이다. 예를 들어, 병원에서 어느 직원이 상사에게 아첨을 해서, 그것 때문에 칭찬을 받는 것을 서너 차례 보았다고 하자. 신입 직원은 그것을 보고 자기도 칭찬 받기 위하여 아첨을 하게 된다.

사람들이 학습하는 것 중에 많은 것이 사회적인 모델, 즉 부모, 선생님, 동료, 영화나 TV 스타, 상사 등을 관찰함으로써 이루어지고 있다. 따라서 관찰학습을 모델링(modeling) 또는 사회적 학습(social learning)이라고도 부른다.

조직 관리자들이 유의해야 할 것은 관찰학습에 의하면 무기력도 학습된다는 점이다. 셀리그만(M. E. Selingman)에 의하면 인간은 자신이 통제할 수 없는 혐오적인 사건에 반복적으로 직면하게 되면 학습된 무력감(learned helplessness)에 빠진다는 것이다. 즉 자신의 반응으로 미래의 결과를 통제하지 못할 것이라는 기대감이 형성되면서 무기력이 학습된다는 것이다. 학교에서 한 학생이 주어진 문제를 푸는데 있어서 반복적으로 실패하는 경우, 사실은 그 문제를 풀 능력이 있음에도 불구하고 '나는 이 문제를 풀 수 없어'라는 학습된 무기력에 빠지는 것을 볼 수 있다. 많은 사람들이 할 수 있는 능력을 지니고 있으면서도 과거의 반복적인 실패경험에 의해 '나는 할 수 없다'는 왜곡된 인지(cognition)를 갖게 되어 무기력이 학습되는 것이다. 포기는 이와 같이 학습된 무기력에서 나온다. 직장에서 상사로부터 반복적으로 결재에서 퇴짜를 맞은 직원은 '나는 능력이 부족해'라거나 '회사에서 나는 쓸모가 없어'라는 학습된 무기력에 빠질 수도 있다는 점을 관리자들은 주의해야 한다.

병원 경영자는 조직을 관리하는데 있어서 반드시 조직이 잘 될 것이라는 것을 큰 목소리로 전파하고 다닐 전위대를 갖고 있으면 경쟁력을 유지하거나 회복하는데 효과적일 것이다. 반대로 조직을 위축되게 만드는 직원이 없는지 잘 살펴보아야 한다. 우리 병원이 정말로 어려움에 직면해 있다거나, 병원장이 무능력하다거나, 우수한 직원들이 떠나간다고 하는 말이 돌아다니는 것을 방치되어 있을 경우 필시 그 병원은 머지않아 문을 닫는 것을 종종 보게 된다.

실제로 최근 병원 간 간호사들의 대이동이 이루어지면서 떠나지 못하고 남아있는 간호사들은 심리적인 위축감을 경험한다고 한다. 병원장이나 관리자들은 간호사들의 이동을 막기 위해 다양한 노력을 기울여보지만 역부족으로 위축감을 겪는다. 경력만 쌓고 떠나야 할 병원이라고 생각하는 병원에서 이동하지 못하고 남아있는 간호사들은 반드시 떠나는 것이 옳다는 신념을 갖기 때문에 떠나지 못하는 동안 '학습된 무기력'을 경험한다. 학습 무기력에 빠진 젊은 간호사들 중에는 다른 병원에 채용되기도 전에 현재의 병원에 사직서를 내고 여하튼 그 병원을 떠나려고 하는 것을 볼 수 있다. 이것은 개인적으로 인지적 균형을 유지하려고 하는 노력의 일환이다.

행동의 변화 전략

조직을 구성하고 있는 한 인간의 행동의 변화는 중요한 의의를 지닌다. 그 이유는 어느 조직이든지 모든 구성원들의 행동이 성과 지향적으로 바뀌기를 기대하기 때문이다. 따라서 조직에서는 경영자가 바람직한 것으로 정의한 목표행동에 조직 구성원들의 행동이 근접할 수 있도록 강화를 통해 행동의 수정을 유도하고, 바람직하지 못한 행동은 약화시키는 개입 전략(intervention strategy)을 실행하게 된다.

1. 강화물의 제공

조작적 조건화에서의 자극과 반응간의 연결을 증대시켜 주기 위해서는 자극에 대한 반응 후에 강화물(reinforcer)을 제공해 주어야 한다. 강화(reinforcement)란 이러한 자극과 반응간의 연결을 증대 시켜주는 과정을 나타내주는 용어이다. 2000년대 초반에 한참 유행했던 실용서 캔 블랜차드의 〈칭찬은 고래도 춤추게 한다〉는 이 원리를 그대로 적용하여 쓴 책이다. 공연을 성공적으로 끝낸 돌고래들은 조련사들로부터 칭찬을 받거나(돌고래의 머리 부분을 쓰다듬어 주는 행위) 꽁치를 상으로 받아먹음으로써 다음번에는 더 훌륭한 공연을 하려고 노력한다는 내용이다.

이 이론은 손다이크(E. L. Thorndike)의 결과의 법칙(law of effect)에 그 근거를 두고 있다. 결과의 법칙이란 유쾌한 결과를 가져오는 행위는 미래에 반복될 가능성이 높고, 불쾌한 결과를 가져오는 행위는 반복되지 않을 가능성이 높다는 것을 나타낸다. 이를 효과의 법칙이라고도 한다. 이처럼 강화이론이란 개인의 행동이 그것(작업행동)의 결과(consequences)에 의해 결정된다는 견해이다. 이때 결과는 개인이 특별한 방법으로 일을 수행한 것에 대하여 주어지는 상이나 벌을 말한다. 자극과 반응의 관계를 강화시켜 주는 강화물은 1차적 강화물(primary reinforcers)과 2차적 강화물(secondary reinforcers)로 구분한다. 1차적 강화물이란 음식이나 물, 그리고 기타 생리적으로 중요한 요소들과 같이 선천적으로 보상의 성격을 가지는 것을 말한다.

2차적 강화물이란 다른 강화물들과의 연상을 통하여 획득되는 가치 때문에 강화의 잠재력을 가지고 있는 것들이다. 예를 들어, 1차적 보상으로 금전적 보상을 받으면 이에 따라 자신의 우월함 지각이라는 2차적 보상이 따를 수도 있다. 오늘날 직장인들이 받는 월급은 경제적인 문제를 해결하는 기반이기도 하지만 사회적 지위를 상징하는 측면도 크다. 높은 사회적 지위감을 얻으려고 하는 근로자들은 더 열심히 일해서 남들보다 더 많은 보상을 받으려고 애쓰는 것을 볼 수 있다. 현재 우리나라 급여 수준에서 중소병원들이 지급하는 임금으로는 양질의 인력을 구하기가 어렵다는 것을 알 수 있다.

이런 강화물의 종류에는 적극적 강화, 벌, 소거, 부정적 강화 등이 있다. 조건화 학습에서는 강화물의 부여와 철회를 통하여 바람직한 행동을 증대시키거나 바람직하지 못한 행위를 감소시킬 수 있는데, 어떤 바람직한 행동에 대하여 유쾌한 결과물이 주어졌을 때, 그 행동은 더욱 강화된다. 이를 적극적 강화(positive reinforcement)라고 한다. 적극적 강화물로는 돈, 지위,

인정, 부가급 확대, 유급휴가, 칭찬 등이 있다. 칭찬은 고래도 춤추게 한다는 말은 적극적 강화를 말하는 것이다.

어떤 바람직하지 못한 행동에 대하여 불쾌한 결과물을 주었을 때 그 바람직하지 못한 행동은 감소한다. 이를 소거(extinction)라고 한다. 바람직하지 못한 행동에 대하여 무관심하거나 이전에 인정이나 후원의 표시를 하지 않는 방법이 있다. 또한 어떤 바람직한 행동을 하였을 경우 이전에 제공되던 불쾌한 경과물을 철회하였을 경우 그 바람직한 행동은 증가한다. 이를 부정적 강화(negative reinforcement)라고 한다. 바람직한 행동을 하였을 경우, 과거 해오던 꾸중이나 질책을 중지시키는 것 등이 이에 포함된다. 항상 지각하는 직원이 상사의 잔소리가 싫어 정시에 출근한다면 바로 부정적 강화에 해당한다.

벌(punishment)은 좋지 않은 행동을 빠른 시간 안에 중지시키기 위해 사용하는 강화수단이다. 그러나 벌은 그 효과에 대하여 부정적 견해가 많아 되도록 사용하지 말 것이 권장되고 있다. 벌은 표면적으로는 좋지 않은 행동을 중지시키는 것 같지만, 벌 제공자에 대한 원한 감정을 불러일으키거나 또는 해당되는 부정적 행동은 사라지지만 다른 부정적 행동이 새로 생겨나는 부작용을 일으키기도 하는 것으로 조사되고 있다.

2. 행동의 수정

조작적 조건화의 방법을 체계적으로 사용하여 새로운 행동을 학습시키고, 강화하는 방법을 조직행동의 수정(OB-Mod)이라 한다. 행동수정은 대개 다섯 단계로 이루어진다.

1단계 : 목표행동의 확인으로, 직무 성공을 위하여 어떤 행동이 강화되어야 하는가를 확인하는 단계이다. 어떤 병원이 고객만족도 평균 점수가 너무 낮아서 병원 전반에서 고객의 만족도를 높이는 행동을 하도록 요구받는다면 직원들은 조직에서 제시한 고객 만족도를 높이기 위한 매뉴얼에 집중하게 된다.

2단계 : 행위의 측정 단계로, 확인된 행동을 강화시켜야 하는지 판단한다. 이미 행위가 효과적이라면 변화를 필요로 하지 않는다. 고객만족도 점수를 높이기 위한 여러 가지 고객 접객 행동이 병원이 원하는 점수에 도달한 정도를 측정하여 부족한 부분을 집중적으로 보완하도록 한다. 고객만족도가 낮은 것은 인사를 제대로 하지 않거나, 얼굴 표정이 어둡거나, 목소리가 너무 작거나, 컴퓨터 운용 능력이 부족하거나 하는 다양한 이유들이 있을 수 있다.

3단계 : 행위의 인과 분석 단계로, 변화가 필요하다고 인정되면 그러한 행동의 유발요인과 행위의 결과를 분석한다. 어떤 직원이 고객과 대화만 하려면 자기도 모르게 얼굴에 인상을 쓰게 되고 그것을 못마땅하게 여기는 고객들의 불평을 사고 있다면, 관리자는 그 직원이 왜 그와 같은 행동을 하고 있으며(원인), 어떤 부분을 보완하도록 하면(행동 수정), 그와 같은 행동이 개선된다는 결과와 연결시킬 수 있어야 한다.

4단계 : 변화 전략의 개발 단계로, 강화물을 통한 행동의 변화전략을 수립하고 적용한다. 좋은 행동, 즉 고객 만족도를 높일 수 있는 행동(성과를 높일 수 있는 행동)의 수정 방법을 찾아내서 직원이 그 행동이 몸에 배이도록 반복적으로 훈련하도록 한다.

5단계 : 업적 향상을 확인하기 위한 평가단계로, 행동의 변화로 정말로 업적이 향상되었는지 파악한다. 관리자가 제시한 행동변화 방법에 의해 직원들의 행동이 변하고 그 결과로 업적이 향상되었다면, 더 높은 업적의 달성을 위해 다른 부분의 행동변화 계획을 세우고 실행할 수 있을 것이다. 이와 같은 노력은 지속적인 브레인스토밍이나 자유토론과 같은 수평적 커뮤니케이션이나 열린 경영으로부터 가능한 것이다.

업적관리를 통한 행동 변화

1. 업적의 평가 관리

조직행동에서 지각, 가치관, 태도, 성격, 동기부여, 학습 등 여러 주제를 다루는 이유는 궁극적으로 구성원의 업적(performance)을 향상시키기 위해서이다. 조직에서 구성원의 직무수행을 비롯한 일거수일투족의 모든 것은 업적으로 나타난다.

1) 업적 차원의 파악

업적의 평가를 위해서는 업적에는 어떠한 차원이 포함되어 있는지 찾아내는 것이 우선이다. 업적의 차원을 정할 때는 직무성과(job outcome)와 그 성과를 얻기 위한 직무행동(job behavior)이라는 두 차원을 모두 고려할 것을 권고하고 있다. 만일 성과만 강조할 경우 진료환자 수를 늘리는 양적 목적에만 집착하여 병원의 나쁜 이미지를 심어줄 수 있다. 또한 좋은 행동만 강조하는 것은 그 자체가 수익을 높이기 위한 과정이지 수익 향상과 같은 성과 자체는 아니기 때문에 중요한 결과를 놓치게 될 수도 있다. 예를 들어, 병원의 종합검진상품 판매직원의 경우 성과만을 강조하는 경우 단기성과에 집착하여 고객에 대한 서비스가 소홀해질 수 있다. 판매원에게 있어서 고객 지향(customer orientation) 행동은 장기적으로 조직의 유지와 성장에 필수적인 요소로서 장기적인 성과를 확보하는 중요한 지표이다.

종합검진상품 판매원의 업적 차원을 살펴보면 직무성과(job outcome)에는 개인의 직무수행 결과가 되는 산출물로서 상품 판매액이나 확보 고객의 수가 될 수 있다. 직무행동(job behavior)은 산출물에 기여하는 고객 중심적 태도나 성향으로 상품 판매를 위한 고객지향성의 정도로 나타낼 수 있다.

2) 업적 표준의 설정

업적의 차원이 만들어지면, 다음으로 각 업적 차원별로 이를 측정할 수 있는 구체적인 잣대가 있어야 한다. 앞서 종합검진상품 판매원의 업적 차원의 하나인 직무성과 지표가 건강검진상품 판매액이라면, 그 상품 판매액이 어느 정도나 되어야 훌륭한 성과인지 또한 훌륭하지 못한지에 대한 기준이 정해져야 한다.

이러한 기준을 정하는 것을 업적 표준의 설정이라 한다. 예를 들어, 건강검진상품 판매액이 전년대비 현상 유지는 미흡, 전년대비 10% 상승은 우수, 전년대비 20% 상승은 매우 우수, 전년대비 10% 하락은 아주 미흡이라 표준을 설정할 수 있을 것이다. 〈표 9〉는 업적차원인 상품 판매액과 고객지향성에 대한 업적 표준을 각각 예시한 것이다.

〈표 9〉 업적차원과 업적 표준

업적 차원	업적 표준
건강검진상품 판매액	전년대비 20% 상승 : 매우 우수 전년대비 10% 상승 : 우수 전년대비 현상 유지 : 미흡 전년대비 10% 하락 : 아주 미흡
고객지향성 (customer orientation)	다음 각 항목에 대하여 아주 미흡에서부터 아주 우수의 5점 척도로 측정한다. ① 고객지향 신념의 정도 ② 고객 반응적 응대의 정도 ③ 고객지향 인간특성 보유의 정도 ④ 고객을 위한 시간의 투자 정도 ⑤ 고객을 위한 비용의 투자 정도

한편, 업적평가를 위한 표준의 개발 시에는 다음과 같은 점을 고려해야 한다.

① 업적차원을 파악하고 여기에 가중치를 배정한 후 업적 표준을 설정한다.

② 표준은 각 업적 차원이 잘 수행되었는지, 그렇지 않은지 판단하는 척도를 제공한다.

③ 표준은 구체적이어야 한다. 즉 수량이나 정도, 완성 시기나 소요 시간, 또는 비용 등과 같은 유형적 척도로 표시되어져야 한다.

마지막으로 업적 표준을 정할 때는 다음과 같은 조건이 성립되어야 한다.

① 직무수행자는 직무수행 결과에 대하여 독자적 책임을 질 수 있어야 한다.

② 직무수행자의 업적은 부서나 조직의 목표와 관련하여 측정해야 한다.
③ 직무수행자의 업적은 직무의 종류에 따라 달라질 수 있다.
④ 직무수행 업적은 동기부여나 개발로 바뀔 수 있는 것이어야 한다. 즉, 업적표준은 개인의 노력이나 능력의 향상으로 성과의 변화가 가능한 지표로 되어 있어야 한다.

3) 업적 평가의 주체

업적 평가는 직원의 행동변화를 유도하는 중요한 수단이 되는데, 업적 평가 시 업적평가자가 누구냐에 따라 직원들은 영향을 받는다. 평소 자신과 관계가 좋지 않은 상사로부터 평가를 받는 직원들은 평가 결과에 승복하지 않으려고 할 것이다. 이처럼 일방적으로 한 사람의 상사가 평가하는 것보다 여럿이 평가하면 평가자의 지각의 차이에 따른 편향성, 사람에 따라 다르게 반응하는 피평가자가 나타내는 행동에 대한 평가의 편향성을 줄일 수 있다. 따라서 오늘날은 여러 각도에서 평가는 360도 평가와 같은 방법들이 개발되고 있다.

• 자기평가 : 스스로 자신의 행동과 업적을 살펴볼 수 있는 기회를 제공한다는 장점이 있다. 문제점으로는 대다수의 피평가자들은 그들의 업적을 평균이거나 그 이상의 수준이라고 생각한다는 점이다. 요즘에는 참고용으로 자기평가가 활용된다.

• 동료에 의한 평가 : 리더십 능력이나 미래의 잠재력을 평가하는데 유용할 수 있으나 동료라는 입장과 경쟁자라는 입장에서

의 평가에 따른 불편함이 따른다. 직접 점수에 반영하기 보다는 일관되게 모든 동료로부터 나쁜 점수를 받은 경우에 한해서 조사하여 비교해보는 것은 효과가 있다.

• **상사에 의한 평가** : 직속상사는 피평가자와 가까이 접촉하고 있기 때문에 가장 정확하게 평가할 수 있다. 차상위자가 평가할 때는 피평가자를 잘 알고 있는 한도에서 평가가 이루어져야 한다. 상사평가 시 문제점은 과연 상사가 객관적이고 공정하게 평가할 만한 능력을 보유하고 있는가 하는 것이다.

• **부하에 의한 평가** : 부하에 의한 평가는 보다 객관적으로 피평가자를 평가할 수 있으나, 실제로 부하들이 솔직하게 상급자를 평가할지는 의문이다. 참고용으로 활용된다.

• **평가결과의 피드백** : 상사와 피평가자 간에 업적에 관한 명확한 의사소통이 있어야 무슨 일을 해야 하는지, 하지 말아야 하는지, 그리고 어떻게 행동하는 것이 바람직한지를 알 수 있다. 업적평가 결과에 대한 피드백이 피평가자에게 효과적으로 전달되면 피평가자의 차기 업적이 향상되고, 동기가 유발되며, 개인적 개발 의욕이 높아지고, 더 높은 직무만족을 느끼게 된다.

그런데 실제 현장에서 상사는 부정적 피드백을 해주어야 할 때에는 주저하게 된다. 피평가자가 평가자인 상급자를 신뢰하고 있는 경우에는 부정적 피드백이 피평가자의 행동수정에 긍정적으로 작용할 수 있다. 그러나 신뢰하지 못하는 경우에는 오히려 더 부정적인 이미지만 키울 수가 있다.

따라서 피드백은 반드시 평가 후에만 주는 것이 아니라 일상의 직무활동에서 계속적으로 주어지는 것이 효과적이다. 피드백을 제공할 때 유의해야 할 점은 다음과 같다.

① 건설적인 피드백을 해주어야 한다.

② 비판하면 피평가자가 방어적이 되기 때문에 사실의 전달에 그치는 것이 좋다.

③ 상사와 피평가자가 공동책임을 느끼며, 공동으로 문제를 해결하는 관점을 갖추어야 한다.

④ 피드백 면담 동안 구체적 목표, 목적 및 전략들을 수립하고 논의하면 차후 업적이 향상될 수 있다.

2. 업적에 대한 보상과 개발

업적에 대한 평가 결과 우수한 업적에 대해서는 보상이 주어져야 한다. 그래야 행동이 개선될 수 있다. 그러나 불량 업적을 낸 직원에 대해서는 교육훈련을 통한 개발이 필요하다. 업적의 결과에 따른 보상과 개발 모델은 [그림 11]과 같다.

[그림 11] 업적에 따른 보상과 개발

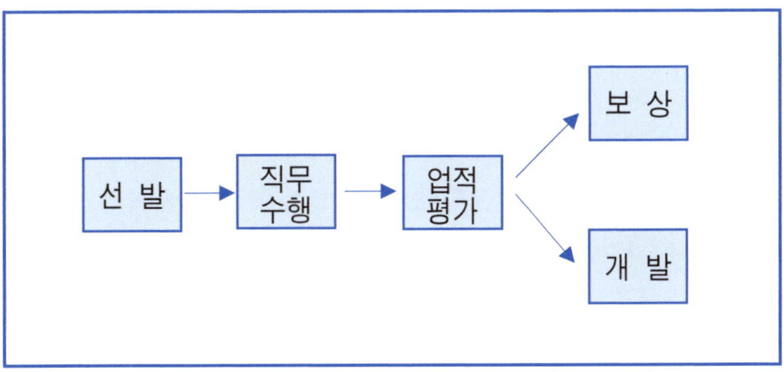

1) 보상

보상이란 꼭 임금만을 말하는 것은 아니며 다음 두 가지 종류로 구분해 볼 수 있다. 외재적 보상은 외부로부터 주어지는 보상을 말한다. 내재적 보상이란 업적을 수행해 내는 과정 또는 수행한 후에 직무수행자가 스스로 느끼는 심리적 만족감이나 충만감 같은 것을 말한다.

- 외재적 보상(extrinsic reward)이란 임금, 승진, 승급, 상여금, 칭찬 등과 같이 외부로부터 주어지는 것이다.
- 내재적 보상(intrinsic reward)이란 업적을 수행해 내는 과정에서 또는 수행한 후에 직무수행자 스스로 느끼는 성취감, 도전감, 책임감 등을 말한다.

외재적 보상은 급여나 상여금과 같이 물질적인 것과 칭찬과 같은 비 물질적인 것으로 구분해 볼 수 있다. 따라서 관리자는 물질적인 외재적 보상에만 초점을 둘 것이 아니라, 비물질적인 외재적 보상과 내재적 보상의 수단을 적극적으로 활용해야 한다. 직원이 내재적으로 충분히 보상 받고 있다고 느끼고 있을 때 추가적으로 주어지는 외재적 보상은 내재적 보상을 감소시킨다는 연구도 있다. 어떤 실험에서, 그림 그리기를 좋아하는 아이들에게 한번 보상을 제공해보았다. 그 후에 평상시처럼 보상이 주어지지 않자 아이들은 이전의 평상시보다 그림 그리는 횟수가 상당히 줄어드는 것을 볼 수 있었다.

인지평가이론(cognitive evaluation theory)에 의하면, 직무 그 자체가 매우 매력적이기 때문에 이미 내재적으로 보상을 받고 있다고 느끼는 일에 대해 보수와 같은 외재적 보상이 주어짐으로써 전반적인 동기부여 수준이 낮아지는 현상을 지적한다. 이러한 관점은 임금이나 승진과 같은 외재적 동기부여와 성취감이나 책임감 등과 같은 내재적 동기부여가 서로 독립적이고 별개의 것이라는 가정과는 다른 입장이다. 즉, 상황에 따라서 외재적 보상은 내재적 동기부여를 훼손할 수도 있다는 것을 인식하는 것이 중요하다.

따라서 관리자들이 보상에 대해서는 다음과 같은 마인드를 가질 것이 요구된다. 첫째, 급여의 궁극적 목적은 동기부여의 수단이다. 급여가 지급되었는데도 직원들이 열힘히 일할 의욕을 갖지 못하면 그 급여제도는 실패하고 있는 것이다. 둘째, 급여가 어떻게 결정되는가에 대하여 피평가자가 충분히 이해하고 있어야 한다. 똑똑한 피평가자들이 이점을 이해하지 못하면 이직이 이루어진다. 셋째, 급여 인상의 규칙은 직원들에게 충분히 이해되고 수용되어야 한다. 넷째, 업적의 측정 방법이 모든 사람에게 이해되고 수용되어야 한다. 다섯째, 급여 인상은 형평의 원칙이 지켜져야 한다. 여섯째, 급여보다는 다른 내재적 보상이 동기부여에 더 큰 영향을 미치기도 한다. 이것은 어쩔 수 없이 급여액수가 적을 수밖에 없는 중소병원의 경우 병원장이 직원들을 어떻게 다독거리고, 배려하고, 한 가족처럼 대해주느냐에 따라 직원들의 사기를 높일 수 있는 단서가 된다.

한편, 업적에 따른 보상이 어떻게 주어지는가에 따라 차기 업적이 달라진다. 업적이 높은 경우 그에 따른 보상이 주어지면 차기 업적이 높아지고, 보상이 주어지지 않으면 차기 업적을 높일 동기가 부여되지 않는다. 업적이 낮을 경우, 일괄적으로 보상이 주어지면 차기 업적을 높일 동기가 부여되지 않는다. 오히려 낮은 업적에 대해서는 보상을 하지 않는 것이 차기 업적을 높일 수 있는 동기부여로 작동한다.

2) 개발

직원의 업적이 낮은 경우는 주로 세 가지의 원인이 있을 수 있다.

첫째, 동기부여가 낮다!

둘째, 작업이 잘 이루어질 수 있도록 조건을 조성해 주지 못했거나, 외부 경영환경이 나쁘다!

셋째, 직원 개인의 능력이 부족하다!

이 중에서 직원의 능력이 부족하다고 인정될 경우에는 교육훈련 등을 통한 능력개발의 기회가 일정 기간 주어져야 한다. 그렇지 못하면 명예퇴직이나 해고 등의 방법으로 조직 외부로 방출하게 된다. 방출 시에는 사회가 방출자를 수용할 수 있는 노동시장 시스템이 계층별로 잘 마련하고 있어야 방출에 대한 저항이 줄어든다. 또한, 개인들은 자신의 능력부족을 자신이 잘 알기 때문에, 자기훈련(self-learning)과 같은 기회를 주는 것도 행동 개선을 위한 한 방법이 된다.

동기를 이끌어내는 작업 설계

모든 조직에서 구성원들이 맡은 바 과업을 어떻게 성공적으로 수행하도록 할 것인가는 하는 문제는 조직을 관리하는데 있어서 매우 중요한 과제이다. 따라서 구성원들의 내재적 동기를 불러일으킬 수 있도록 과업을 설계(job design)하는 것은 조직의 성과를 높이기 위한 중요한 전략이 된다. 구성원들의 일에 대한 만족을 높이고 성과를 달성하기 위한 욕구를 충족시키기 위해서는 무엇보다도 직무의 내용을 개선하여 충실화할 것이 요구된다.

1. 모든 작업은 조직의 경쟁력을 담보해야

작업을 설계하는데 있어서 변화가 요구되는 이유는 시대적 변화에 따른 작업현장의 민주화와 평등화, 갈수록 치열해지는 경쟁, 급격한 기술변화, 높아지는 직원들의 기대 등 때문이다. 특히 조직이 경쟁적이 되기 위해서는 작업이 보다 더 능률적이면서도 개인의 만족을 높이는 방향으로 설계되어야만 한다. 이와 같은 변화를 추구해야 하는 이유는 개별적인 작업의 특성을 변화시켜 그것을 담당하고 있는 개인의 요구와 흥미에 맞추는 관점이 대두되고 있는 탓이다.

궁극적으로 작업을 지속적으로 변화시켜나가는 것은 당연히 조직의 경쟁력을 담보하기 위한 것이다. 이를 위해서는 조직의 목표를 달성하기 위해 수행되어야 할 구체적인 과업, 과업을 달성하는 데 사용되는 방법, 하나의 작업이 조직 내에서 다른 작업과 어떻게 효과적으로 관련을 맺게 할 것인가가 지속적으로 결정되어야 한다. 이를 위해서는 칸막이가 쳐져 있는 병원이라고 할지라도 그 칸막이 속에서 어떤 일이 벌어지는지를 알 수 있도록 해야 한다. 그래서 요즘은 미국의 각종 작업장에서부터 '보이게 일하라' 는 말이 화두가 되고 있다. 조직에서 일하는 구성원들은 다른 사람들이 일하는 내용이나 방법을 알게 되면 그것을 생각하면서 내 일을 조직 전체의 목표를 달성하는 방향으로 조정해나간다. 그러나 남이 하는 일을 전혀 모르면 주관적인 방식대로 일을 하게 되고 그것은 결국 중복이나 갈등, 낭비를 초래하게 된다.

2. 작업의 지속적 재설계가 필요하다

기존에 설계되어 있는 작업을 환경변화나 근무조건에 맞추어 다시 설계하는 것을 작업의 재설계(job redesign)라고 한다. 이것은 직원이 맡고 있는 작업을 더 잘 할 수 있도록 동기를 유발시키기 위하여 그 내용을 강화하는 과정이다. 작업의 재설계는 현재의 업무체계, 법률이나 기술적 제약, 직원의 개인적 특성 및 가치의 범위 안에서 시행되는 것이 적절하다. 병원에서 근무하는 의료진이나 직원들의 작업을 재설계할 때는 법적인 문제와 소비자 요구가 많이 고려되어야 한다. 동시에 환자와 직원의 높은 만족도, 비용의 절감, 재원기간 단축, 대기시간의 감축, 환자 순응도 향상, 진료의 질 향상, 직원의 유지도 향상 등과 같은 긍정적 결과를 가져오도록 해야 한다.

병원을 찾는 고객들의 공헌도를 높이는 핵심적 가치는 의사의 진료이다. 그러나 진료를 아무리 잘 해도 외래환자 한명을 단골 고객으로 만들기는 쉽지 않다. 환자와 의사간에 한 번의 진료서비스 제공과 진료비를 지불하는 상호작용은 병원에서 수시로 일어난다. 그러나 한번 찾은 고객이 또 다시 찾지 않는다면 그것은 1회성의 상호작용과정에 불과하다. 추가적인 공헌을 이끌어 낼 수 있는 관계의 과정으로 발전하지 못하는 것이다. 병원은 고정고객을 유지하는 것보다 신규고객을 유치하는데 4배 이상의 비용을 지불해야 한다. 이것을 방지하고 환자와 병원과의 상호작용 과정을 지속적 관계의 과정으로 발전시키고자 한다면 의사의 과업은 진료서비스를 제공한다는 공급자 중심의 사고에서 '고객의 행복을 찾아주는 것' 이라는 고객 중심의 사고로 바뀌지 않으면 안 된다.

진료비를 지불하고 진료서비스를 받는 환자의 입자에서 행복을 느끼려면 진료에 시간절약을 지각하고 또 진료서비스를 받는 과정과 결과를 통해 삶의 질이 높아졌다는 의식을 갖는 것이다. 의사의 입장에서 진료서비스를 제공하는 과업 수행의 방법과 소비자 입장에서 환자의 행복을 추구해야 하는 과업 수행의 방법은 전혀 다를 수밖에 없다. 병원이 하는 사업을 단순히 진료서비스의 생산과 공급이 아니라 궁극적으로 '우리 병원을 찾는 환자의 행복 추구'로 다시 정의한다면 진료서비스 제공의 과정은 처음부터 다시 재설계되어야 한다.

3. 작업태도를 바꾸기 위한 작업 설계 모형

작업 설계 시 반드시 고려해야 할 요인으로는 물리적 요소, 환경적 요소 및 행동적 요소가 있다. 작업을 설계하는데 있어서 물리적 또는 환경적 요소는 능률을 높이는 데는 효과가 있다. 그러나 인간적 요소가 무시된다면 작업자가 지니고 있는 욕구를 충족시키지 못하게 된다. 욕구가 충족되지 못하면 성과를 높일 수 있는 작업행동의 변화는 일어나지 않는다. 따라서 작업의 설계 시에는 인간의 태도를 변화시킬 수 있는 요소가 반드시 고려되어야 한다. 그것은 [그림 12]에서 보는 바와 같이 기능의 다양성, 과업의 정체성, 과업의 중요성, 피드백 등이다.

현장연구를 통하여 Hackman과 Oldham은 개인에게 할당된 작업이 성과를 높이기 위해서 반드시 갖추어야 할 조건이 있는데 그것을 핵심적 과업 특성이라고 불렀다. 그것은 기능의 다양성, 과업의 정체성, 과업의 중요성, 자율성, 피드백 등인데, 이것들을 잘 갖추어주면 개인들은 성과를 높일 수 있는 태도를 갖추게 된다는 것이다. 조직 내에서 근로자 각 개인의 과업이 이 핵심적인 과업특성을 보유하도록 과업이 설계된다면 직원들은 자신이 수행하는 직무를 가치 있는 것으로 경험하게 된다. 또한 과업의 결과에 대한 책임을 경험하게 되고, 각자 자신이 얼마나 과업을 잘 수행하고 있는지를 이해하게 되어 높은 성과를 달성하게 될 가능성이 높다.

[그림 12] 효과적 과업설계의 모델

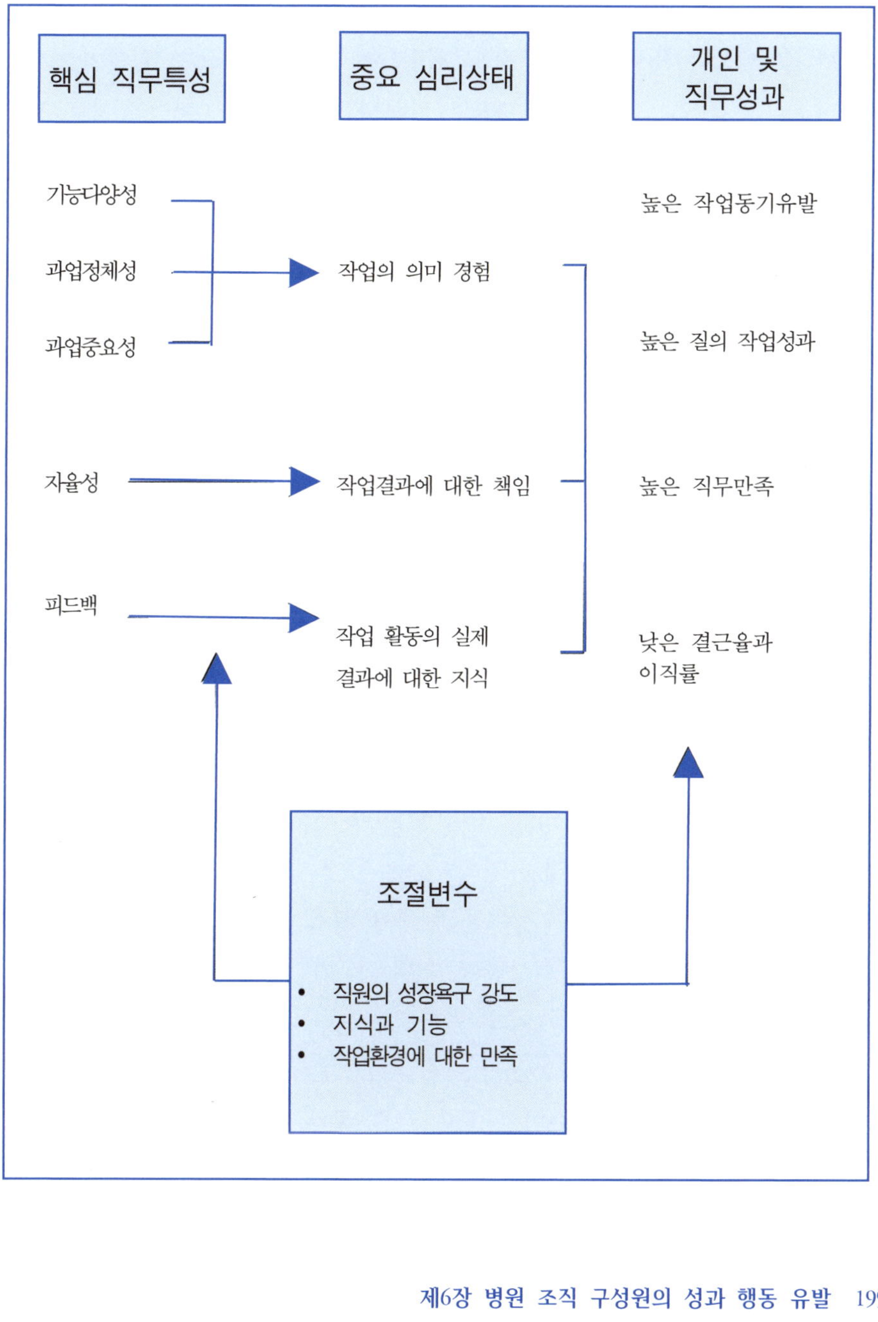

실제 예로, 국내 10대 기업 중 한 기업의 회장은 한 달에 한 번씩 회사의 경비 직원들과 점심식사를 한다고 한다. 그 자리에서 그 회장은 경비 업무를 하는 직원들은 회사의 중요한 얼굴이니 늘 자부심과 책임감을 가지고 방문하는 고객들이 회사를 신뢰할 수 있도록 근무해달라는 당부를 한다는 것이다. 그 결과 이 회사의 경비 직원들은 자신들의 일이 결코 하찮은 것이 아니라 매우 중요하다는 인식을 하고 있으며, 각자는 정말로 회사를 위해 책임을 다해야겠다는 자세로 일한다는 것이다.

이때 효과적 과업특성의 모형을 활용하는데 유의할 점은 [그림 11]에서 보는 것처럼, 직원이 개인적으로 어느 정도의 성장욕구강도를 가지고 있느냐에 따라서 핵심적인 직무의 특성이 중요한 심리상태에 미치는 영향이 달라진다는 것이다. 낮은 성장욕구를 가지고 있는 사람에게 직무의 충실화를 요구하게 되면 만족보다는 오히려 긴장을 유발하여 실수를 하거나 스트레스에 노출될 가능성이 높다. 즉, 선천적으로 공부를 잘 하지 못하도록 타고난 자녀에게는 공부를 잘 하도록 동기부여를 시키고 양호한 공부 조건을 갖추어주는 것보다는 그가 가장 잘하는 분야를 찾아서 그 분야에서 전문성을 키워나가도록 이끄는 것이 그의 삶을 성공적으로 만드는 것과 같다.

병원 조직의 다양한 구성원들 중에서 핵심 직무특성의 조건을 완벽하게 갖춘 직종은 의사밖에 없다. 상대적으로 다른 직종들은 소외감은 더 크다. 경영자는 이점을 잘 인식하고 다른 직종의 직원들도 핵심 직무특성감(느낌)을 갖도록 직무를 설계하고 리더십을 발휘한다면 그만큼 더 동기부여가 높아지고 그 결과 성과를 더 높일 수 있게 된다.

| part 7 |

성공적 병원 조직관리

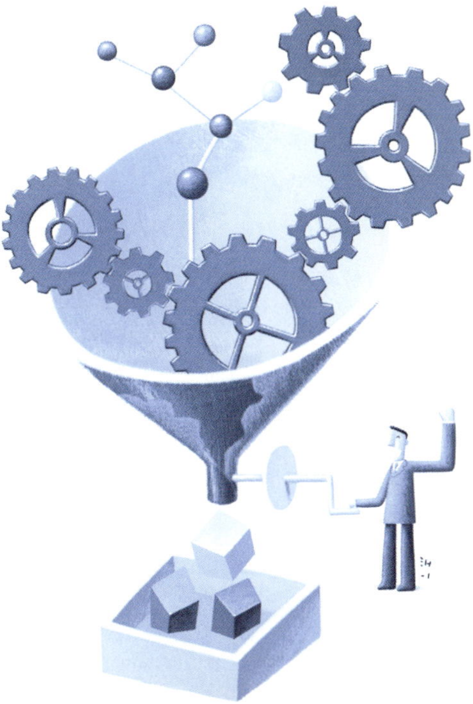

조직의 변화, 왜 중요한가?

어떤 개인의 발전은 지속적이면서도 계획적인 개발을 통하여 이루어지는 것처럼 조직의 장기적인 발전 역시 조직을 계획적으로 개선/개발함으로써 이루어진다. 조직을 개선한다는 것은 조직의 유효성(organizational effectiveness)을 높이기 위하여 리더 또는 변화 담당자의 지도하에 개인, 집단 및 조직의 수준에서 수행되는 포괄적이고 장기적인 변화에 대한 계획적 접근이다. 즉, "조직이 세운 목표를 성공적으로 달성하기 위하여 인력, 관련 조직의 구조나 과정을 행동과학적 지식에 의하여 체계적으로 변화시키는 장기적인 개입 활동"이라고 할 수 있다.

더 효과적인 조직으로 개발해나가는 것은 각 개인들의 주체성이 강화되는 시대변화에 부응한 조직의 인간화라고 할 수 있지만, 궁극적으로 그것은 조직의 성과를 증대시키는데 더 큰 목표가 있다고 하겠다. 그렇지만 조직 구성원들의 사기 진작이나 자아실현을 도와주는 방향성은 분명히 가지고 있어야 조직을 바꿔나가는 것이 성공할 수 있다. 새로운 조직으로의 변화는 구성원들의 참여와 동의를 얻어낼 수 있어야 성공확률이 높다. 따라서 조직을 개선할 때는 새로운 기업문화, 향상된 인적자원, 근로자의 의식이나 동기 및 창의성 같은 것들이 중요한 전략적 요소로 고려되어야 한다.

조직의 개발은 주로 변화의 과정에 자연스럽게 개입하는 방법을 통하여 이루어지는데, 그 방법은 100여 가지가 넘는 것으로 알려지고 있다. 조직 개발은 최고경영자에 의하여 조직 전체 수준에서 시행되며, 각 부서별 수준에서는 리더의 개입이 계획적으로 이루어진다. 조직이 안정을 추구하기보다는 개발이나 변화가 요구되는 이유는 조직을 개방시스템으로 이해하기 때문이다. 과거 안정적 환경에서나 가능했던 것처럼 조직은 이제 자신의 문제에만 집착할 수 없으며 언제나 외부와 상호작용 속에서 존재할 수밖에 없고, 그래서 외부의 환경변화에 민감하지 않을 수 없다.

분명히 조직은 생태학적 지배를 받는다. 마치 침엽수 지역에 활엽수 씨앗들이 날아와 싹을 틔우고 그들이 자라면 활엽수는 번창하고 침엽수는 사라져가는 것처럼 조직들도 강하면 살아남고 약하면 죽는다는 우생학적 원리의 적용을 받는다. 때문에 조직개발은 궁극적으로 경쟁체제 속에서 살아남기 위한 전략의 일환인데, 기본적으로는 최고경영자의 강력한 의지에 의하여 추진될 수밖에 없다.

그러나 조직 전체의 개발은 조직을 구성하고 있는 모든 개인의 개발을 의미한다는 점을 간과해서는 안 된다. 단위 직무를 수행하는 개인들이 높은 성과를 낼 수 있도록 개발되어야 조직 전체의 발전도 가능하기 때문이다. 앞에서도 말했다시피 경비 한 명의 행동이 병원 전체의 이미지에 중요한 영향을 미칠 수 있다. 병원 조직이 흔히 간과하는 것 중의 하나가 의사만 유능하면 되지 않느냐고 하는 경우가 많은데, 이와 같은 조직적 사고는 매우 원시적이다. 명품 양복은 그에 걸맞은 명품 구두, 와이셔츠, 넥타이, 양말, 손수건 등과 어울려야 빛이 난다. 제조업체에서 훌륭한 연구개발 및 생산 인력과 함께 마케팅, 영업, 기획 등 부서에서 뛰어난 인력(변호사, 공인회계사, 디자이너, 세

무사, 경제학박사, 통계학박사 등)을 유치하려는 것도 능력의 조화가 이루어져야 조직이 균형 있는 발전을 할 수 있기 때문이다. 유명한 의사가 있는 병원이라고 해서 고객이 방문했을 때 의사를 대면하기에 앞서 그를 접객하는 지원부서의 직원들이 세련된 대화로 접객을 하지 못하거나, 그들의 태도가 불만스럽게 느껴진다면 의사 역시 그 수준으로밖에 여겨지지 못한다는 것을 관리자들은 중요하게 인식해야 한다. 병원 조직 내 모든 구성원들이 유능하도록 개발되어야 하는 이유가 여기에 있다.

변화를 위한 치밀한 사전 계획

조직의 변화는 더 이상 새로운 것이 아니다. 변화는 이제 유행이 되었고 조직 관리자에게는 일상적인 중요한 업무 중의 하나에 불과하다. 하지만 조직이 제대로 변화하기는 쉽지 않다. 변화가 시도되는 시점에서 조직을 안정적으로 만들려는 관성적 힘들과의 충돌을 피할 수 없기 때문이다. 이처럼 변화란 관리시스템을 안정적으로 유지하려는 세력들과의 충돌을 통하여 한 단계 더 발전해나가는 것이다. 이것은 즉흥적인 시도로서는 변화를 성공시키기 어렵다는 것을 뜻한다. 반드시 사전에 치밀한 계획을 세워서 시도해야 한다.

1. 새로운 환경에서 변화의 기본 노선

1) 학습조직화

조직이 현재의 패러다임에서 벗어나 혁신의 패러다임으로 넘어가기 위해서는 반드시 조건이 있다. 그것은 바로 조직 전체가 끊임없이 공부를 하는 학습조직화이다. 조직은 지속적 학습경험에 의해 관성적인 학습조직이 된다. 조직이 학습조직으로 변해야 하는 이유는 학습조직만이 현재의 문제들을 해결하는 수준을 넘어서 지속적으로 문제를 개선할 수 있는 조직역량을 갖게 되기 때문이다. 그러나 많은 병원들이 자발적으로 학습하지 않음으로써 혁신에서 실패한다.

2) 자율설계

혁신의 두 번째 특징은 자율설계이다. 요즘 세계적인 선도 기업들은 자율설계조직으로 탈바꿈하고 있다. 세계적인 선진 대학들은 몇 해 전부터 한 학기 동안의 교과과정을 교수가 짜는 것이 아니라 학생이 짜도록 하고 있다. 이처럼 스스로 변화할 수 있는 역량을 갖기까지는 많은 시간과 훈련과 시행착오가 필요하다. 조직이 자율적으로 변화를 시도하는 풍토가 되기 위해서는 절대적으로 참여의 문화를 정립해야 한다. 그러나 억지로 하는 것이 몸에 밴 조직에서 자율설계가 정착되기는 너무 어렵다.

수동적으로 억지로 하는 변화로 인해 많은 병원들이 성과달성에 실패하고 있다. 따라서 변화를 추구하고자 하는 병원 경영자들은 누구보다도 솔선수범하는 자세를 보여야 한다. 조직 관리의 자율설계로 높은 성과를 얻고 있는 사례는 일본의 미라이 공업과 같은 회사의 명성은 이미 세계적으로 알려져 있고, 우리 사회에서는 마이더스 IT와 같은 기업이 생산성을 높이기 위한 자율설계를 채택함으로써 성공하고 있는 사례가 될 수 있다. 자율설계의 프로세스는 [그림 13]과 같다.

[그림 13] 조직의 자율설계 전략

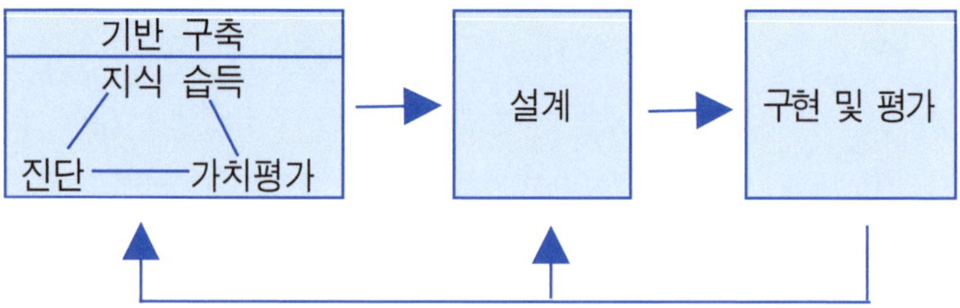

2. 계획적 변화의 기본

K. Lewin은 변화의 어려움을 극복해나가도록 아주 단순하고 명쾌한 계획적인 변화모델을 제공해준다. 그는 변화의 과정을 '진단(inspection)→해빙(unfreezing)→이동(change)→재동결(refreezing)'의 4단계로 간단하게 보여준다. 진단을 통해 변화의 당위성이 주어지면 조직의 관리과정을 현재의 수준으로 유지하려는 힘을 감소시키기 위해 해빙이 이뤄져야 한다. 가장 좋은 해빙은 초기의 강력한 압력이다. 예를 들어, KAIST는 학생들이 1학년에 입학하자마자 상상하지 못했던 복잡하고 어려운 교육과정에 직면하게 만든다. 그들은 힘들다는 비명 한번 질러보지 못하고 변화된 과정에 적응해나간다.

또 하나의 해빙 방법은 조직 구성원들이 원하는 행동과 실제로 이뤄지고 있는 행동 간의 격차를 숫자로 보여줌으로써 변화에 자발적으로 동참하게 만드는 것이다. 혁신으로 성공을 거둔 동종업체를 방문하여 몸소 체험을 하는 것과 같은 방법을 사용할 수도 있다. 과거 우리나라 제조업체 직원들은 일본의 공장을 방문함으로써 자신들의 행동이 얼마나 비생산적인지를 확인하고 개선하도록 하곤 했다. 다음으로는 변화에 대하여 희망적인 설득을 하는 것이다. 1997년 IMF 국제금융 위기를 겪는 과정에서 성과연봉제가 도입되던 초기에 각 기업에서는 노동조합의 반발이 엄청나게 거셌다. 하지만 성과연봉제가 결과적으로는 일을 열심히 하고 능력 있는 근로자들의 임금이 높아질 것이라는 지속적인 설득으로 노조에게 받아들여질 수 있었다.

3. 새로운 지점으로의 이동

변화는 새로운 지점으로 이동하는 것이다. 더 높은 매출, 더 높은 고객만족도, 더 높은 시장점유율과 같은 새로운 지점으로 이동하기 위해서는 과거와는 다른 조직구조와 과정들을 만들어 내고 그에 부응하는 새로운 가치와 행동들이 개발되도록 해야 한다. 병원은 시장에서 위협을 포착하거나 새로운 진입자로부터 위협을 느낄 때 고객만족도를 획기적으로 높여 기존의 환자들이 빠져나가지 않도록 해야 할 것이다. 당연히 목표의 수정이 이루어져야 하고, 목표가 수정되면 그 목표에 걸맞은 행동이 수행될 수 있는 구조와 과정의 변화가 있어야 한다.

[그림 14] 종업원 관여도 증가와 생산성 향상 프로세스

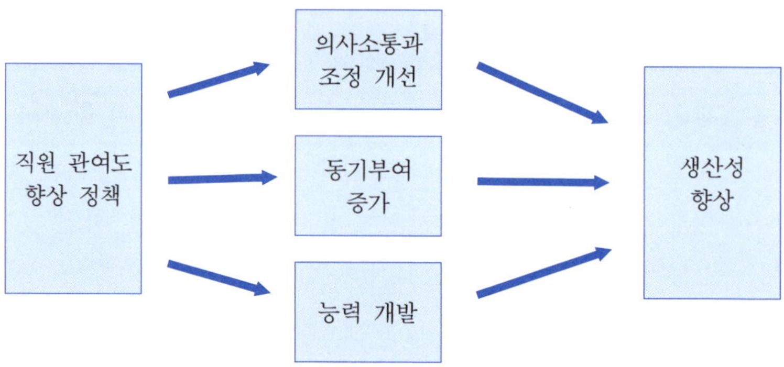

예를 들어, [그림 14]에서 보는 것처럼 조직의 의사결정에 직원의 높은 관여도정책을 도입하면 관리과정을 변화시켜야 한다. 그 결과 직원들의 동기부여가 높아지고 능력이 개발되어 생산성은 높아지는 것을 볼 수 있다.

예를 들어 각종 병원경영분석의 결과를 보면, 우리나라 민간 병원들은 공공병원에 비해, 또 중소병원들은 대학병원에 비해 상대적으로 유동성비율이 낮다. 이것은 우수한 인재를 공공병원이나 대학병원으로 빼앗기고 그 결과로 낮은 경영성과와 같은 악순환이 지속될 수밖에 없다는 것을 알 수 있다. 때문에 조직의 혁신, 일하는 방법의 혁신, 재무관리 수준의 제고를 통해 유동성 비율을 높여나가야 할 것이다. 유동성비율이 높아질수록 우수한 인재들을 확보할 수 있는 기회도 높아지고 그 결과 더 높은 성과를 기대할 수 있을 것이다.

중소병원이니까 어쩔 수 없다는 최고경영자의 패배의식은 구성원 모두의 의식까지 위축시켜 조직이 쇠퇴의 길을 걷게 만든다. 우리나라 대부분의 중소기업들이 대기업의 무한대의 '갑 질' 횡포 때문에 지옥과 같은 경영을 하고 있지만 틈새전략을 잘 수행하고 블루오션을 잘 찾아내는 중소기업들 중에는 강소기업으로 발전하여 지위 이동을 하는 경우가 종종 있다.

언론에서도 많이 보도되고 있지만, 직원 수가 100명 정도인 '마이더스 IT'라는 중소기업은 우리나라에서 가장 높은 신입사원 초임을 지급하는 회사로 유명한데, 그 액수가 4천만 원으로 알려져 있다. 보통 중소기업들이 신입사원 초임연봉 2천5백만 원 내외를 지급하는 것에 비교한다면 너무 파격적인 수준이다. 유수의 대기업 신입사원 초임보다도 높다. 이 중소기업은 조직을 최대한 유연하게 설계하여 운영하고 있는 것으로 유명하다. 한마디로 자율경영의 본보기 회사라고 할 수 있다. 이 회사가 처음부터 경영학 교과서에 나오는 자율경영을 한 것은 아니다. 이 회사의 최고경영자는 초창기 압박경영을 할 때는 매출액도 정체되어 있었지만, 무엇보다도 우수한 인재들이 너무 많이 이탈하여 마음고생을 참 많이 했다고 한다. 하지만 거꾸로 경영을 해보자는 결심을 하고 조직을 분권화하여 자율경영을 하다 보니 오히려 압박경영을 할 때보다 직원들이 창조적이고 자발적으로 일하면서 더 높은 성과를 내주더라는 것이다. 매섭고 차가운 칼바람보다도 따뜻한 햇볕이 길가는 나그네의 외투를 벗긴다고 했던가.

4. 변화에 대한 평가 피드백의 제도화

새로운 지점으로 조직 지위의 이동이 이루어지면 그것을 가능하게 한 가치나 태도 및 행동이 일상화되도록 고정시키는 것은 변화과정에서 최종적으로 중요한 작업이다. 고정되지 않으면 고무줄처럼 어느 순간에 '팍' 하고 원위치가 될 수 있다. 그렇게 되면 몇 달 내지는 1년 이상에 걸쳐 추진한 변화에 대한 모든 노력이 물거품이 된다. 이처럼 조직을 변화시키기는 쉽지 않다. 조직 변화의 성공률은 이미 잘 잘려진 바와 같이 10% 안팎이다. 동일업종에서 이 10% 성공하는 조직들만이 큰 과실을 맛볼 수 있는 초경쟁의 시대가 아닌가.

직원들도 조직의 정책에 부응하여 애써서 변화를 시도하고, 그 결과로 실제로 변화가 일어나고 있다고 인식하는데 반하여 관리자들이 이에 상응하는 피드백 조치를 취하지 못한다면 직원들의 행동은 과거로 돌아갈 가능성이 크다. 변화를 완성시키기 위한 중요한 조건은 직원들의 의식과 행동인데, 그것은 초기 수용으로부터 동일시 및 내면화의 과정을 거쳐 완성된다. 이 과정이 순조롭게 진행되어 굳히기에 들어가도록 하는 것이 변화를 추진하는 선봉에 서 있는 관리자들의 지속적인 피드백이다.

예를 들어, 스스로의 학습을 통하여 더 높은 고객만족도 점수를 달성했는데도 불구하고 알아주고 칭찬해 주는 이가 없다면 직원들은 애써서 높아진 수준을 유지하려고 하지 않는다. 때문에 병원은 변화된 고객만족도 수치를 측정하여 공개하고 거기에 대한 보상을 제공할 태세를 갖추고 있어야 한다. 이때 변화에 대한 동기부여가 절대적으로 필요하다. 병원은 빅 데이터를 활용하여 인근에 새로운 병원의 진입이 예상될 때 기존 고객들이 달아날 가능성의 임계점을 찾아낼 수 있을 것이다. 그 임계점을 넘어서는 고객만족도 점수를 달성한 직원들에 대해서는 개인별 인센티브가 주어질 것이라는 기대를 불러일으켜 동기부여를 함으로써 직원들의 변화된 행동을 유지시키는 것이 가능하다.

조직의 변화를 위한 진단

우리는 살면서 한 두 번은 집을 리모델링한다. 돈이 들어감에도 불구하고 기존의 구조를 뭔가 새롭게 바꿔보려고 한다. 그 이유는 사는데 불편하여 편하게 바꾸거나 좀 더 쾌적한 삶을 살기 위해서일 것이다. 필자가 집을 리모델링하는 경우도 마찬가지이다. 첫째로 오래 살다보니 뭔가 새롭게 바꿔야겠다는 새로운 의지 때문이다. 새롭게 바꿔봐야겠다는 의지의 발현은 기존의 것에 싫증이 났거나 식상해 있기 때문이다. 둘째로 비슷한 집에 사는 다른 사람들로부터 무엇을 어떻게 바꿨더니 뭔가가 좋아지고 편리해졌다는 이야기를 들은 경우이다. 이것은 외부의 정보 입수를 통해서 내가 새롭게 개선을 하게 된다는 뜻으로 사회적 학습의 효과라고 볼 수 있다. 셋째로 가족 구성원들이 살기에 불편하니 살기 좋게 바꿔야겠다는 요구 때문이다. 아내나 자녀들이 생활하는데 불편하니까 바꿔달라고 매일 보채기라도 하면 바꾸지 않을 수가 없을 것이다. 다른 가족 구성원들의 마음이 편해야 나도 편할 수 있다는 것을 잘 알기 때문이다. 이처럼 살고 있는 집을 리모델링하는 것은 대부분 기존의 구조를 좀 더 편하고 안락하게 바꿈으로써 삶의 질을 높이겠다는 의지의 발로일 것이다.

경영이 이루어지는 모든 조직도 마찬가지이다. 기존의 구조에서 무엇인가 문제가 있고 그로 인해 답답하고 불편하니까 바꿔야겠다는 의지에서 조직의 새로운 개발은 출발하게 된다. 많은 병원 경영자들의 촉수는 이른바 국내 의료서비스 시장을 석권하고 있는 5대 상급종합병원들도 최근 악화되고 있는 경영실적 때문에 '감량경영'을 선언하고 나설 정도로 심각한 영향을 미치고 있는 환경변화에 가있을 것이다. 어떤 조직이든지 이유가 포착되면 감량을 하기는 쉽다. 그러나 감량을 하더라도 성과는 달성해야 하는 것이 경영자의 책무이다. 감량경영 속에서 어떻게 성과를 달성할 것인가? 기본적으로는 조직을 새롭게 변화시키는 것으로부터 답을 찾을 수밖에 없을 것이다. 그 기본 과정은 [그림 15]와 같다.

[그림 15] 일반적인 조직개발 과정 모델

진단 → 문제의 발견 → 변화를 위한 개입 → 변화 관리

1. 유능한 경영자는 진단도 잘 한다.

조직을 진단하는 것은 조직을 계획적으로 변화시키려는 과정에서 첫 번째로 중요한 단계이다. 의사들이 환자를 정확하게 진단을 잘 해야 병을 완치할 수 있는 치료법을 찾아내기 쉬워지는 것처럼, 조직운영에 대한 진단이 잘 이루어지면 조직과 조직개발 실행자에게 조직 효과성을 증진시킬 수 있는 적절한 개입 활동들이 무엇인지를 찾아내는 일은 훨씬 쉬워진다. 잘 나가던 조직이 쇠퇴하는 이유는 조직운영상 무슨 문제가 있는지, 문제가 있다면 무슨 문제인지를 모르기 때문인 경우가 많다. 진단하지 않으면 무지해진다. 그만큼 혁신을 원한다면 진단만큼 중요한 것은 없다.

진단이란 지금의 조직체계(organizational system)가 어떻게 기능하고 있는지를 파악하는 과정이다. 조직진단은 조직이 현재 어떻게 작동하고 있는 지에 대한 적절한 정보를 수집하고, 수집된 데이터를 분석하고, 향후 변화되거나 개선되어야 할 부분이 무엇인지에 대한 결론을 도출하는 과정이 포함된다. 효과적인 진단을 통해 적절한 개입전략을 계획하기 위한 체계적이고 필요한 정보들을 얻을 수 있다. 조직의 개발 여부, 개발의 방법, 개발에 대한 참여의 주체도 잘 진단하는 것으로부터 도출된다.

훌륭한 가정을 만들어내는 가족 경영자(부부 중 그 누구든지)는 현재 우리 가정에 무슨 문제가 있는지를 잘 진단해내고 개선하려고 애쓴다. 가정에서 미성년자 자녀의 몸에서 담배 냄새가 나는 것과 같이 저절로 드러나는 문제도 있다. 하지만 미래의 특정한 사건에 대비한 특정 항목의 저축과 같이, 전문적으로 깊이 있는 진단을 해야만 드러나는 문제는 너무 많다. 가족이 해체되는 것도 모르는 가족 경영자는 자신의 가정에 무슨 문제가 있는지 전혀 진단하려고 들지 않는 사람이다.

의사인 병원 경영자들은 조직을 진단함에 있어서 진단의 의학적 모델을 적용하는 것이 가능하다. 진단은 환자에게 뭔가 문제가 있고, 그것의 원인을 밝혀낼 필요가 있다는 점을 함의하고 있다. 조직이 특정한 문제를 안고 있는 경우, 그 문제의 원인을 규명하기 위한 진단은 문제 중심(problem oriented)으로 이루어질 수 있다. 반면, 어떤 관리자는 이미 잘 기능하고 있는 부서를 더욱 향상시키기 위해 조직개발을 활용하는데 관심을 가질 수 있을 것이다. 이때 진단은 부서의 업무수행능력과 개별 구성원들에 대한 부서의 영향력에 대한 전반적인 평가가 될 것이다.

이 과정은 향후 부서의 효과성을 더 높이기 위한 구체적이고도 새로운 영역들을 찾아내기 위한 것이다.

이러한 맥락에서 진단은 주로 두 가지 목적에서 이루어진다. 첫째는 병원 조직이 안고 있는 문제를 개선하기 위한 것이다. 둘째는 이미 잘 기능하고 있는 부서를 미래 환경변화에 대비하여 더욱 튼튼하게 만들기 위한 것이다. 이러한 목적을 달성하기 위한 진단은 다음 〈표 10〉과 같이 3가지 차원에서 이루어질 수 있다.

〈표 10〉 조직 진단의 3가지 차원

진단의 차원	진단의 내용
전체 조직 차원	병원의 전략, 구조, 투입을 비롯한 진료나 직무 과정에 대한 설계 등
집단 또는 부서 차원	부서와 집단의 설계 및 기능, 규범, 진료나 직무수행 일정 등
개인 차원	직원 개인별 직위 혹은 직무 행동을 유도하기 위한 직무설계방법 등

조직을 개발하는데 있어서 진단이라는 용어는 의학적 정의가 시사하는 것보다는 좀 더 폭넓게 적용된다는 것을 알 수 있다. 이것은 적절한 정보를 모은 다음 이를 분석하고, 그리고 실행계획과 개입방법에 대한 결론을 도출하기 위한 조직구성원들과 조직개발 추진자 사이의 상호 협동적 과정이다. 진단은 잦은 의료사고와 같은 특정 문제의 원인들을 규명하고 좀 더 효과적인 프로세스를 파악하는데 목적을 둘 수도 있지만, 향후 새로운 수익원천으로 개발될 수 있는 영역들을 찾아내기 위해 조직이나 부

서의 전반적인 기능을 평가하는 방향을 가질 수도 있다. 경영자들은 조직 개발을 위한 진단을 통해 현재 조직의 상태에 대한 체계적인 이해가 가능하고 그래서 문제를 해결하고 효과성을 증진하기 위한 적절한 개입방법을 만들어낼 수 있게 된다. 이와 같은 일의 반복과 노력의 결과로써 현재 상태로부터 개선되어야만 하는 문제를 찾아낼 수 있는 통찰력이 키워진다.

2. 개방 체계적 관점에서 진단

현대의 조직은 개방체계로 보고 진단하는 것이 효과적이다. 조직이 갖는 체계는 외부 환경에 얼마나 개방적인가에 따라 다양해질 수 있다. 조직과 사람과 같은 개방체계는 정보와 자원을 늘 외부 환경과 교환하고 있다. 이들은 자신의 행동(behavior)을 완전히 통제할 수가 없는데, 그 이유는 외부의 힘에 의해 부분적으로 영향을 받고 변하기 때문이다. 예를 들어, 병원 조직은 원자재의 가용성, 전문 인력의 확보, 고객의 요구, 다른 병원과의 경쟁, 그리고 정부 규제와 같은 환경 조건들로부터 늘 영향을 받는다. 이러한 외부의 힘들이 어떻게 조직에 영향을 미치는지를 이해하는 것은 조직 내부의 행동들을 설명하는 데 도움이 된다. 좀 더 구체적으로 말하면, 개방 체계적 관점에서 병원 조직을 진단하고자 한다면 마이클 포터가 이미 만들어 놓은 '5 Forces 이론'을 갖다가 쓸 수 있을 것이다.

또한 개방체계는 위계적인 순서를 갖고 있다. 체계의 각 상위 수준은 하위수준의 체계들로 구성되어 있다. 사회수준의 체계는 조직들로 구성되어 있고, 조직은 집단(부서)들로 구성되어 있고,

그리고 집단은 개인들로 구성되어 있다. 서로 다른 수준의 체계들이 규모나 복잡성과 같은 측면들에서 매우 다양하다. 하지만 이들은 모두 개방체계로 통하고 있다는 점에서 많은 공통점을 지니고 있고, 그런 속성들은 어느 수준의 체계에나 적용될 수 있다.

개방체계의 핵심속성인 ①투입, 변환, 산출 ②경계(boundaries), ③피드백, ④이인동과성(equifinality) ⑤정렬(alignment)은 [그림 16]과 같이 나타낼 수 있다.

[그림 16] 개방 체제로서의 조직

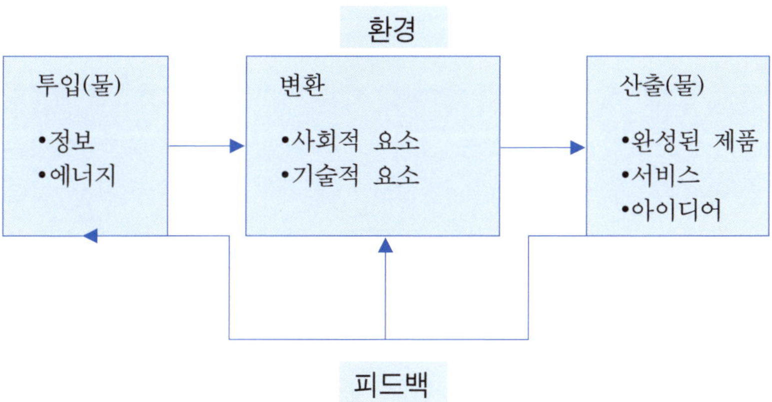

투입(input)은 체계에 들어갈 사람, 정보, 에너지, 재료와 같은 자원들로 구성된다. 투입은 체계의 외부 환경으로부터 얻어진다. 예를 들어, 제조업체는 외부 공급자로부터 원자재를 조달한다. 마찬가지로 병원의 간호실에서는 환자의 상태에 관한 정보를 주치의로부터 전해 듣는다. 각각의 경우에, 체계(조직 혹은 간호실)는 외부 환경으로부터 자원(원자재나 간호에 필요한 지시와 정보)을 획득한다.

변환(transformation)은 투입을 산출로 전환하는 과정이다. 조직에서는 사회적 요소와 기술적인 요소들로 구성된 생산 혹은 운영 기능이 일반적으로 이런 변환을 담당한다. 사회적 요소는 사람들과 그들의 작업 관계로 구성되는 반면, 기술적인 요소는 도구, 기법, 그리고 생산이나 서비스 방법 등을 포함한다. 조직은 투입 자원들을 제품과 서비스로 변환하기 위한 정교한 메커니즘들을 개발해왔다. 예를 들어, 은행은 예금을 주택 금융 대출과 이자 소득으로 변환한다. 학교는 학생들을 보다 교양 있는 사람들로 바꾸기 위해 노력한다. 또한 변환과정은 집단과 개인 수준에서도 발생할 수 있다. 예를 들어, 연구개발 부서는 최근의 과학적 성과를 추가적인 새로운 제품 아이디어로 변환할 수 있고, 은행 출납계 직원들은 고객의 요구사항을 가치 있는 서비스로 변환할 수 있다. 병원 조직이 변환과정을 통해서 얻는 산출은 무엇인가? 의사인 공급자들은 그동안 '환자의 회복'을 그 답으로 생각해 왔다. 그러나 오늘날 소비자 중심의 시장에서 이것은 완전히 오답이다. 그 답은 '고객의 만족'보다 한걸음 더 나간 '고객의 행복'이다. 진료를 맡은 의사가 주관적으로 생각하기에 자신이 치료한 환자들이 다시 와야 하는데 안 오는 것으로 진단이 되었다면, 그것은 의사가 생각하는 '환자에 대한 치료의 완성'이라는 답과 환자가 생각하는 '행복한 진료'라는 답 사이에 갭이 너무 크기 때문이다. 일본 사람들은 살면서 좋은 의사를 만나는 것이 행복의 중요한 조건이라고 규정하고 있을 정도이다. 의사들이 환자를 위하고자 하는 실력 개발과 정성과 마음이 얼마나 커야 하는지를 알 수 있다.

산출(output)은 시스템에 의해서 변환된 결과물로서 외부 환경으로 내보내는 것이다. 그러므로 변환된 투입물은 늘 시스템을 떠날 준비가 된 산출물이라고 할 수 있다. 오늘날 성과주의 시대 속에서는 산출물을 내놓는 것은 의미가 없다. 그 일은 어느 시스템이든지 다 한다. 병원들은 너무 많고 어느 병원이든지 진단을 통한 진료라는 산출은 다 한다. 그런데 어떤 병원은 고객들이 한번 다녀오면 절대로 다시는 가서는 안 될 병원이라는 평가를 받기도 한다. 이런 낙인이 찍히지 않으려면 산출물에 대한 고객들의 평가를 통한 가치의 배가를 인정받아야 한다. 그저 공급자의 입장에서만 좋다고 내놓는 산출물은 조직을 쇠퇴하게 만드는 중요한 원인이 될 것이다. 그렇다면 이제 병원들도 어떤 방법으로든지 환자들을 진료과정에 참여시키는 방법을 개발해내야 한다. 그것을 빨리 해내는 병원들이 고객들의 환호성을 들을 수 있을 것이다. 고객의 진료에 대한 참여가 없는 한 '환자 중심 병원'이라는 구호는 고객들을 상대로 사기를 치고 있는 것이나 마찬가지다.

변화에 대한 저항과 극복

조직은 안정을 희구하면서 동시에 변화를 추구하는 이중성을 지니고 있는 것이 특징이다. 조직이 때로는 환경의 변화를 선도하기도 하는데, 기업이 고객에게 구매습관을 바꾸도록 하는 경우는 자주 있는 일이다. 그러나 조직은 내부적으로는 되도록 오래된 시스템을 유지하려고 한다. 인사관리시스템만 보더라도 조직에 변화가 온다면 기존에 애써서 만들어놓은 인간관계가 붕괴되고 새로운 인간관계를 구축하는 데에는 많은 노력이 들어가기 때문에 사람들은 이러한 상황을 피하려고 한다.

조직개발은 궁극적으로 경쟁력 있는 체제로의 변화를 의미하기 때문에 과거에 조직 구성원들이 가지고 있던 작업수행 방법과 행동패턴의 변화는 필연적이다. 때문에 변화를 시도하는 과정에서 많은 저항에 부딪치게 된다. 이와 같은 저항을 슬기롭게 극복하여 목표를 달성하는 것은 당연히 리더의 몫이 아닐 수 없다. 조직개발 시에 저항을 불러일으키는 원천은 다음과 같다.

1. 저항요인

• 이기주의 : 변화는 이기주의 발휘에 장애가 된다. 따라서 사람들은 변화 때문에 개인의 욕구충족이 어려워질 것을 두려워하여 변화를 거부한다.

• 불확실성에 대한 공포 : 새로운 것은 예측 불가능을 불러오고 이것은 사람들의 마음속에 두려움을 낳게 만들어, 사람들로

부터 저항하게 만든다. 기존의 것은 이미 경험을 통해서 알고 있지만 변화될 새로운 것을 알기란 어렵다. 모르는 것에 대한 두려움을 갖는 것은 당연한 일이다.

- **실패에 대한 두려움** : 변화는 능력에 대한 도전이다. 따라서 과거의 관행에 익숙해져 있는 사람들은 새로운 변화에 대한 걱정으로 가득한 채 변화에 저항하게 된다.
- **불신** : 변화의 의도에 대하여 믿지 못하면 타인에 대하여 공격적이 되고, 이것은 변화 전체를 부정하게 된다.
- **서로 다른 지각과 목표** : 특정한 사람에게 좋은 것이 반드시 다른 사람에게 좋은 것은 아니다. 따라서 변화가 미칠 영향에 대하여 서로 상이한 평가를 하게 된다.
- **지위에 대한 상실감** : 변화는 종종 현재의 권력 분포에 대한 균열을 가져오게 되고, 이것은 저항을 낳게 된다.
- **사회적 갈등** : 변화는 집단 내 전통을 깨뜨리기 때문에 저항을 불러일으킨다.
- **시기 선택의 부적절성** : 적절하지 못한 시기에 변화가 일어나면 저항을 불러온다.
- **관료주의의 무기력** : 변화에 대한 저항은 조직 내에서 관료주의의 무기력 형태로 굳어지게 된다.
- **자원의 한계** : 변화는 어떤 경우에도 자원을 필요로 하기 때문에 저항을 불러온다. 정부가 공공부문에 대한 구조개혁을 밀어붙이면서 인센티브를 들이미는 것 등이 그렇다.

이에 대하여 다른 전문가나 학자들은 조직혁신의 극복과제로 무관심, 의도적 저항, 타성, 학습된 무력감, 혼란, 방관, 불신, 능력의 부족 등을 들고 있기도 하다. 중요한 점은 이와 같은 장애 요인들을 무조건 부정적인 것으로만 보고 빨리 제거하려고만 해서는 안 된다는 것이다. 변화에 대한 이와 같은 저항은 인간 세계나 조직에서는 늘 자연스러운 것이기 때문이다. 그동안 쌓여온 조직의 전통을 고수하려는 저항을 일시에 억누르기보다는 조직 구성원들 간의 토론과 대화를 통하여 자연스럽게 변화의 필요성에 대한 내면적인 공감대를 형성하는 것이 중요하다. 만약 이와 같은 저항에 대하여 인내 있는 설득이 아니라 강제로 억누르려고만 한다면 조직의 혁신에 대한 구성원들의 자발적 참여를 유도해 내기가 어렵다. 오히려 노조의 조직적 저항과 같은 돌이킬 수 없는 집단적 저항을 불러오는 것을 목격할 수 있다.

2. 저항의 극복 전략

환경의 변화가 거세고 그에 따라 조직이 변해야만 생존이 가능한데 내외부적인 저항 때문에 조직을 변화시키지 못한다면 생산성이 떨어지는 것은 물론이고 조직의 효과성이나 구성원들의 사기까지도 저하된다. 이런 경우 리더는 조직이 변화하지 못하는 이유를 정확하게 분석하여 장애요인을 극복할 수 있는 전략을 수립하고 시행해야 한다.

1) 교육

교육이란 장기간에 걸쳐 의도적으로 개인의 행동을 변화시키는 데 목적이 있다. 따라서 변화가 예상될 경우 이것에 대비한 교육을 미리 준비하는 것이 좋다. 교육이 효과를 보기 위해서는 적어도 6개월 전에는 시작을 해야 효과가 있는 것으로 알려져 있다. 교육의 내용은 변화의 당위성, 변화의 방법, 변화의 결과에 대한 설명이 있어야 하겠으며, 변화된 후의 장점이 무엇인지를 반드시 강조하는 것이 좋다. 또한 조직 내에서 구성원들은 변화와 함께 도입되는 새로운 기술이나 새로운 제도에 대하여 잘 몰라서 저항하는 경우가 있기 때문에 교육을 통하여 이에 대한 자세한 사항을 친절하게 설명하는 것은 변화를 성공적으로 추진하는데 효과적이다.

예를 들어 우리나라에서 1990년대 초 연봉제가 도입될 때 거의 모든 기업 구성원들은 기존의 연공급 급여체계의 붕괴에 대한 두려움 때문에 성과연봉제를 반대했다. 그러나 성과연봉제 도입 이후 실제 급여액은 대폭 늘어났다. 지금은 거의 모든 기업에서 연봉제를 도입하고 있고 이것에 대하여 저항하는 사람들은 별로 없다. 왜냐하면 연봉제의 도입이 결과적으로는 임금의 상승을 가지고 왔기 때문이다.

2) 최고경영층의 전폭적 지원

조직이 어려운 일에 닥쳐서 견뎌낼 수 있는 중요한 버팀목은 리더의 원칙주의 정신이다. 변화를 성공시키기 위해서는 변화가 최고경영자의 강력한 의지라는 것이 조직 내에 정확하게 전파되는 것이 중요하다. 최고경영자가 변화를 전폭적으로 지지하고 있다는 것을 전파하고 주입시키는 방법은 구성원들에 대한 최고경영자의 서신, 공문, 조회에서 강력한 의지의 피력, 비공식적 대화 및 변화로 인하여 얻게 될 이익을 최고경영자가 직접 설명해주는 방식이 있을 수 있다.

실제 사업현장에서 보면, 최고경영자가 전체 조회나 간부회의 시에 변화의 중요성을 지속적으로 강조하고 그 방법을 구체적으로 제시하면 머지않아 조직 내에서 변화가 당연한 것처럼 받아들여져 있는 것을 볼 수 있다. 그리고 특이한 것은, 변화를 반대하던 사람들도 최고경영자가 식사 등 비공식적인 자리에서 변화의 중요성을 강조하고 그 선두에 서줄 것을 요청하면 대개는 변화의 주도자로 변해 있는 것을 볼 수 있다.

또한 최고경영자가 변화를 선도하는 조직에 지원을 시작하면 그것은 상승효과를 가지고 온다. 즉, 눈치만 보던 다른 조직들이 변화의 대열에 뛰어든다는 사실이다. 그러나 끝까지 변화를 거부하면서 버티는 구성원도 있다. 이때는 개별적인 접촉을 통하여 설득을 해야 한다.

3) 구성원들의 참여

변화를 추진하는 데 있어서 참여는 매우 중요하다. 실제로 의사결정과정에 참여하는 것은 공정성을 부여하기 때문에 모든 조직 구성원들의 동기를 부여하는 데 매우 효과적이다. 그러나 그동안 조직 관리에 있어서 참여의 문제는 종업원의 동기유발을 위하여 마치 리더가 추종자에게 베푸는 시혜처럼 생각되어 왔는데, 이제는 참여 자체가 직접적으로 조직의 효과성을 높이는데 기여한다.

예를 들어, 기업에서 잘 선발한 경력사원을 의사결정 과정에 참여시켜보면, 그가 조직의 상황을 매우 객관적으로 분석하고 각종 문제들을 해결할 수 있는 좋은 해법을 제시하는 것을 볼 수 있다. 조직을 변화시키는 데 있어서 구성원들을 참여시키는 것은 구성원들의 동기유발 뿐만 아니라 신속하고 정확한 변화를 위한 해법이 구해질 수도 있다.

4) 협상과 설득

앞에서도 밝힌 바 있지만, 변화가 조직 내 모든 사람, 모든 부서에 손해를 주는 것도 아니고 또 이익을 주는 것도 아니다. 문제는 혜택을 받는 사람은 변화에 적극적이지만 손해를 볼 가능성 있는 사람이나 부서는 반대할 것이다. 피해를 볼 수도 있는 사람들에게 무조건 변화를 받아들이라는 것은 부작용을 낳을 수가 있다.

따라서 손해를 볼 사람들을 이해시킬 수 있는 방안을 가지고 협상을 시도하고 설득하는 것은 변화를 성공시키기 위한 중요한 요소이다. 피해의식이 강한 사람들에 대해서는 직접 당사자가 아닌 객관적이 중재자를 활용하여 협상에 나설 수 있다.

5) 비공식적 접근

공식적인 수단과 방법을 동원하여 저항을 막는 것이 불가능해 보일 때 리더는 구성원들에게 비공식적 접근을 시도할 수 있다. 물론 공식적인 수단을 동원하는 동안에도 속도를 내기 위해서는 별도로 비공식적 접촉을 시도할 수 있다. 이것은 이성보다는 감정에 호소하는 방법이다. 비공식적인 접촉에 있어서는 일정기간

후에 특별한 보상을 약속할 수도 있다. 조직에서 변화를 시도할 때 가장 문제가 되는 것이 노조의 저항인데 이때는 공식적인 접촉을 시도하기 전에 비공식적 접촉을 통하여 변화에 대한 공감대를 형성할 필요가 있다.

책임 있는 커뮤니케이션의 수행

병원은 환자치료와 회복이라는 특수한 목적을 달성해야하기 때문에 무엇보다 구성원 간 긴밀한 협조가 필요하다. 협조의 핵심적 수단이 커뮤니케이션인 것은 말할 필요가 없다. 하지만 다양한 경력배경을 가진 구성원들로 이루어진 병원의 조직특성은 개인 간, 직종 간, 부서 간 원활한 커뮤니케이션을 통한 협조를 어렵게 만든다. 따라서 조직 외부와의 관계 설정이나 내부적 관리과정에 있어서 상호의존을 효과적으로 관리하고자 할 때 커뮤니케이션은 조정기능과 함께 병원 경영자들에게 관리적 도전이 되고 있다.

1. 장벽의 병원 커뮤니케이션

커뮤니케이션은 1차원적으로는 개인 간 정보나 의미의 흐름이라고 할 수 있지만 2차원적으로는 상대에 대한 이해를 통한 감정의 교환이다. 때문에 병원 조직 안에서 서로 다른 경력배경을 지닌 구성원 간 원활하지 못한 커뮤니케이션은 종종 감정대립을 불러오고 그것은 동기부여의 위축이나 업무수행의 질 저하를 초래하는 원인이 되기도 한다. 이것은 직원들의 고객 대응 감정에도 전이되고 부정적적인 영향을 미쳐서 고객을 대할 때 찡그린 얼굴을 하게 만든다. 이처럼 원만한 커뮤니케이션 수행이 조직 내부에서 생산적 관계를 형성하는 중요한 수단이 된다는 점에 있어서 병원 내 직종 간, 부서 간 원활한 협조를 위한 책임 있는 커뮤니케이션 개발과 수행은 병원 조직 관리의 성공과 직결되어 있다.

그러나 갈수록 병원들이 대형화되면서 직종별 경계는 더욱 굳어지고 상호간에 교류는 소원해지고 있다. 특히 한국은 중국이나 일본처럼 유달리 배경을 중시하는 문화적 특성을 가지고 있어 타인과의 개방적·능동적 소통을 개발하지 못하면 병원과 같은 다양한 직종들이 모인 조직 안에서는 개방적이 되지 못하고 동일 직종 안에서만 소통하려는 경향을 보인다. 그것은 바로 다른 직종의 사람들과는 원활한 소통보다는 갈등을 야기할 가능성이 높다는 것을 뜻한다. 이러한 병원 조직의 구조적 현실을 직시할 때, 책임 있는 커뮤니케이션 채널의 개발과 수행은 분명히 성과 향성을 위한 기반이 된다는 것을 알 수 있다.

2. 커뮤니케이션은 상호작용의 기반이다

조직은 성과를 높여야 생존한다. 성과를 높이기 위해서는 조직 내에서 분화되어 있는 기능 간, 상하 계층 간 협조가 그 무엇보다 중요하다. 오늘날 미국은 협력 지능이 높은 사람들을 찾는데 혈안이 되어 있다. 산업 진화의 흐름 자체가 융합으로 가고 있기 때문에 협력하지 않으면 경쟁력을 갖기 어렵기 때문이라고 한다. 협력의 본질은 상호작용이고 양호한 상호작용의 증거는 생산적 커뮤니케이션이다. 생산적 커뮤니케이션이란 대화를 통하여 상호간에 좋은 감정을 갖게 되는 것이다. 좋은 감정을 갖게 된 사람끼리는 자연히 협력도 잘 이루어진다. 글로벌 기업 삼성이 왜 오래 전부터 커뮤니케이션 팀(部)를 설치하고 사장급의 팀장을 임명했는지를 주목할 필요가 있다.

원시적인 조직일수록 커뮤니케이션은 관리과정상에 함축되어 있다는 전제하에 전략이나 의사결정, 동기부여, 리더십 문제 등의 다른 이슈에서 종속적으로 다루어지고 있다. 그 이유는 커뮤니케이션이 지극히 일반적인 경영과정으로서 기초적이면서도 포괄적인 특성을 갖고 있으면서 성과와 직결된 뚜렷한 모습으로 드러나지는 않기 때문이다. 하지만, 최고경영자의 경영기술은 개념적 능력을 갖고 있어야 하는 것이다. 경영자란 눈에 보이지 않는 단서를 통하여 성과를 높일 수 있는 사람을 말한다. 경영자들이 성과의 기반이 조직 내 상호작용을 좌우하는 커뮤니케이션이라는 것을 인식했으면, 다음으로는 커뮤니케이션이 구성원 간, 부서 간 상호작용을 활성화하는 방향으로 수행되도록 관리하는 것이 중요하다.

대화를 수행하는 당사자 간의 상호작용 측면에서 고려될 수 있는 효과적인 의사소통의 개념적 모형을 살펴보면 다음 [그림 17]과 같다. 이 모델은 의사소통이 메시지를 주고받는 송신자와 수신자의 상호작용이라고 볼 때, 의사소통은 상호간에 개인적 요인(P)과 환경요인이 상호작용하는 B = f(P, E)의 관계에 놓여 있는 것을 보여주고 있다.

[그림 17]에서 보는 바와 같이 송신자는 정보원으로서 의사소통 과정에서 정보를 전달하는 사람이다. 송신자는 정보를 효과적으로 전달할 수 있는 매체를 선정하여 메시지를 담아 수신자에게 보낸다. 커뮤니케이션 과정에서 송신자에게 영향을 미치는 요소는 메시지를 명확하게 구성할 수 있는 능력, 전달능력, 신뢰성 및 개인적 특성 등이 있다. 송신자의 측면에서 메시지가 수신자에게 정확하게 전달되지 않는 이유는 주로 누락이나 여과,

왜곡과 같은 것들 때문이다. 때문에 상사는 무엇보다 정확한 지시를 내릴 수 있는 역량을 갖추고 있어야 한다.

[그림 17] 커뮤니케이션의 상호작용 모형

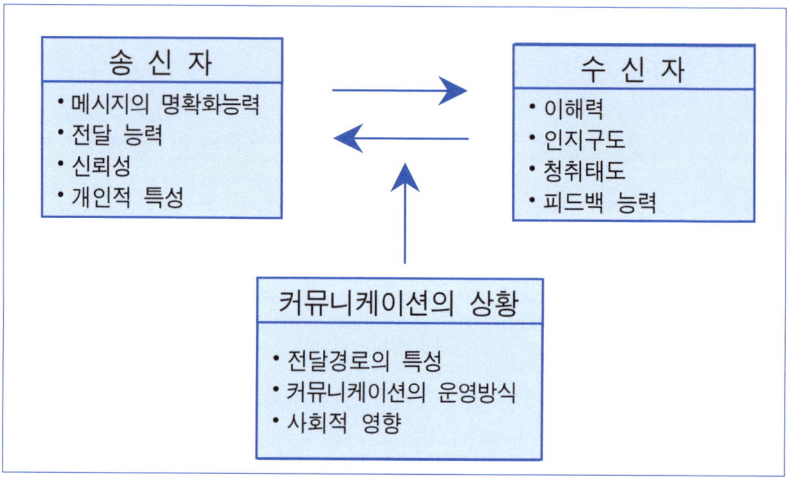

커뮤니케이션을 통하여 상호작용이 제대로 되는 데는 수신자의 메시지에 대한 이해력, 인지구조, 청취태도 및 피드백 등이 중요하게 영향을 미친다. 수신자는 메시지를 잘 해석할 줄 알아야 하고, 송신자의 의도를 제대로 읽을 줄 알아야 한다. 여기에서 인지구조는 준거의 틀을 말하는데 수신자는 이것을 기반으로 메시지에 대한 가치판단을 하게 된다. 만약, 환자와 대화하는 병원 직원의 인지구조가 환자와 너무 차이가 많이 난다면 환자는 보건의료인의 반응에 대하여 오해를 할 가능성이 높다는 것을 뜻한다.

상호작용적 커뮤니케이션 과정에서는 의사소통이 이루어지는 환경이나 상황이 중요하게 영향을 미친다. 이것은 정보의 전달 경로와 특성, 의사소통의 운영방식, 사회적 영향 등을 말한다. 전달경로는 직접대면, 문서, 상징물, 시청각 경로, 병원보 등의 직간접적 경로가 있는데 수신자의 입장을 고려하여 가장 효과적인 선택이 이루어져야 한다. 운용방식은 상향적인가 하향적인가, 일방적인가 쌍방적인가, 집권적인가 분권적인가 하는 소통의 관행이나 관리방식을 말한다. 환경적 측면에서 커뮤니케이션의 과정에 가장 중요하게 영향을 미치는 요소는 소음인데 이것은 의사소통의 정확성이나 신속성에 부정적 영향을 미치기 때문에 좋은 의사소통을 원한다면 사전에 통제되어야 한다. 사회적 영향이란 의사소통을 둘러싼 정치 · 사회 · 문화적 상황을 뜻한다. 병원에서 직종 간, 상하 간에 지위의 격차감이 크다고 지각할수록 커뮤니케이션이 원만하게 이루어지지 못할 것이라는 것을 예상할 수 있다.

3. 책임 있는 커뮤니케이션의 수행 방안

커뮤니케이션을 성공적으로 수행해야 한다는 책임의식을 갖게 되었다면, 커뮤니케이션을 수행하려고 하는 사람은 수행 전에 가장 먼저 명확한 목적을 정립해야 한다. 업무지시를 내리는 상사든지 보고를 해야 하는 부하든지 커뮤니케이션을 시도할 때는 목적이 무엇인지를 뚜렷이 갖는 것이 성과를 높이는 것과 직결되어 있다. 또한 병원을 찾는 환자의 만족을 극대화시키고 성공하는 의료기관이 되도록 하기 위해서는 차별화 된 고객만족을 목표로 경영자와 모든 직원 사이에 공통의 의식과 방법이 원활하게 커뮤니케이션되어야 한다. 이러한 효과적 커뮤니케이션 모형은 [그림 18]과 같이 나타낼 수 있다.

[그림 18] 성공적 커뮤니케이션 수행의 모델

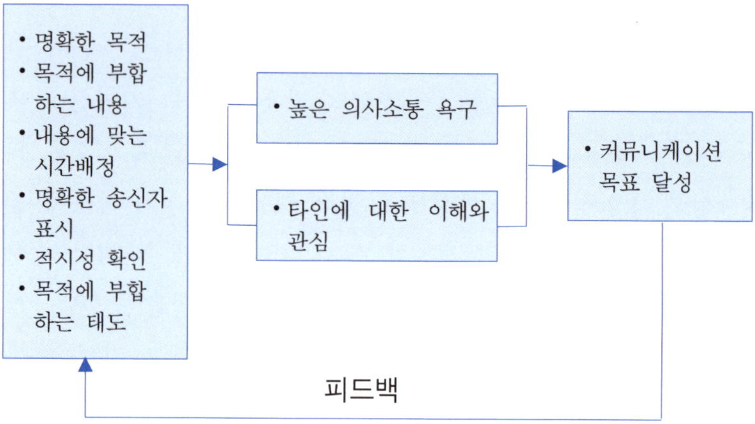

즉, 병원에서 의료서비스 커뮤니케이션을 수행하는 구성원들은 가장 먼저 환자와의 소통의 목적을 분명하게 인지할 것이 요구된다. 그것은 치료를 통한 환자의 만족을 넘어 행복이다. 바꾸어 말하면, 환자의 회복과 행복에 부합하는 말만 해야 한다는 것이다. 그러기 위해서 보건의료인들은 어떤 경우에도 고객을 만족시켜야겠다는 욕구를 가지고 있어야 하며, 그 욕구가 제대로 발현될 수 있도록 동기부여가 이루어져야 한다. 다음으로는 환자들에 대한 깊은 이해와 개인적인 관심을 가지고 있어야 한다. 이와 같은 요소들이 충족되어질 때 병원에서 환자 만족적 커뮤니케이션이 성공적으로 이루어질 수 있다. 이것이 가능하기 위해서 관리자들이 해야 할 일은 무엇인가?

【참 고 문 헌】

권영대 외 역(2011), 의료전문가를 위한 경영의 원리, 시그마프레스.

권영대, 박성진(2011), 의료경영전략, Wise in Healthcare.

김광점(2009), 의료기관의 경영혁신 : 사례연구, 병원경영학회지, 14(2), pp. 75-98.

김광점(2012), 전문병원의 성공요소 탐색 : 사례연구, 17(1), 병원경영학회지, pp. 113-128.

김광점 외 공역(2007), 조직이론과 설계, 한경사.

김기철(2006), 우리나라 종합병원의 조직구조 발전모형에 관한 연구, 건양대학교 대학원 박사학위논문.

김남현 역(1997), 경영조직론, 경문사.

김명호, 서원식(2014), 공공 · 민간병원 경영성과 결정요인 비교분석, 병원경영학회지, 19(4), pp. 1-8.

김민수 외 공역(2007), 조직개발과 변화, 한경사.

김민주, 이엽 역(2016), 창조적 학습사회, 한국경제신문.

김한중 외 공역(2014), 병원조직관리론, 박영사.

노연주 외(2009), 의료기관의 균형적 경영전략, 조정 및 학습 기전의 경영성과에 대한 영향, 병원경영학회지, 14(4), pp. 1-24.

노지연(2001), 의료서비스 시장의 최후의 승자, 현실과 미래.

박광량(1994), 조직혁신-조직개발적 접근, 경문사.

박재영(2013), 개념의료, 청년의사.

백미숙(2007), 일방 통행하는 의사, 쌍방 통행을 원하는 환자, 굿인포메이션.

산업정책분석원(2016), 보건의료산업의 발전방향과 주요국의 의료서비스 정책현황, 산업정책분석원 Research 센터.

안상윤(2014), 종합병원의 전략 지향성이 성과에 미치는 영향, 디지털융복합연구, 12(3), pp. 309-316.

안상윤(2013), 종합병원 구성원들의 의사소통 만족도가 조직유효성 인식에 미치는 영향, 한국산학기술학회논문지, 14(10), pp. 4935-4942.

안상윤(2010), 종합병원 직원들의 조직지원인식이 직무태도에 미치는 영향, 한국산학기술학회논문지, 11(3), pp. 1115-1125.

양동현, 김형규, 정두채(2008), 병원경영분석, 청람.

오미영, 정인숙(2011), 커뮤니케이션 핵심이론, 커뮤니케이션북스.

오석홍(1993), Amitai Etzioni의 복종구종론, 조직학의 주요이론, 경세원. pp. 13-21.

이은형 외(2012), 병원경영분석에 관한 사례연구, 병원경영학회지, 17(1), pp. 79-112.

이재규(1998), 조직갈등관리론, 박영사.

조동성 역(2008), 마이클 포터의 경쟁전략, 21세기 북스.

조병희(2006), 질병과 의료의 사회학, 집문당.

진기남(2013), 의료관광 구조와 실제, 범문에듀케이션.

진기남(2015), 의료관광 서비스마케팅, 범문에듀케이션.

최만규 외 공역(2008), New 병원인사관리, 메디시언.

최명기(2010), 병원이 경영을 만나다, 허원미디어.

최보인 외(2011), 개인-조직 적합성과 개인-직무 적합성의 효과 연구, 조직과 인사관리 연구, 35(1), pp. 199-232.

한규석(1995), 사회심리학의 이해, 학지사.

한상만 외(2015), 경쟁우위의 마케팅전략, 제3판, 박영사.

Gray Yukl(1998), Leadership in Organization, Prentice Hall.

Jay M. Shafritz & J. Steven Ott(1992), Classics of Organization Theory, 3ed., Books/Cole Publishing Co.

Etzioni, A.(1961), A Comparative Analysis of Complex Organizations, New York: Free Press.

Flood, A. B., & Scott, W. R.(1987), Hospital Structure and Performance, Baltimore: The Johns Hopkins University Press.

Hyland, M. E.(1992), A Reformulation of Quality of Life for Medical Science, Quality of Life Research, 1, pp. 267-272.

Stephen M. Shortell & Arnold D. Kaluzny(2006), Health Care Management-Organization Design and Behavior, 5th ed., Thomson.